Kohlhammer

Der Autor

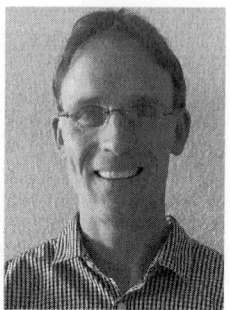

Friedhelm Henke, Lehrer für Pflegeberufe, Gesundheits- und Krankenpfleger, Fachbuchautor und Dozent in der Aus-, Fort- und Weiterbildung, Verfahrenspfleger nach dem Werdenfelser Weg und Fachlehrer am Stift Cappel – Berufskolleg, Lippstadt-Cappel sowie an der Lippstädter Akademie für Pflege und Gesundheit in der ESTA Bildungswerk gGmbH.

E-Mail: Friedhelm.Henke@gmx.de
Internet: www.menschenpflege.de

Friedhelm Henke

Fixierungen in der Pflegepraxis

Nach Werdenfelser Weg und Leitlinie FEM unter Ausschluss von Alternativen

Verlag W. Kohlhammer

Dieses Werk einschließlich aller seiner Teile ist urheberrechtlich geschützt. Jede Verwendung außerhalb der engen Grenzen des Urheberrechts ist ohne Zustimmung des Verlags unzulässig und strafbar. Das gilt insbesondere für Vervielfältigungen, Übersetzungen, Mikroverfilmungen und für die Einspeicherung und Verarbeitung in elektronischen Systemen.

Die Wiedergabe von Warenbezeichnungen, Handelsnamen und sonstigen Kennzeichen in diesem Buch berechtigt nicht zu der Annahme, dass diese von jedermann frei benutzt werden dürfen. Vielmehr kann es sich auch dann um eingetragene Warenzeichen oder sonstige geschützte Kennzeichen handeln, wenn sie nicht eigens als solche gekennzeichnet sind.

Es konnten nicht alle Rechtsinhaber von Abbildungen ermittelt werden. Sollte dem Verlag gegenüber der Nachweis der Rechtsinhaberschaft geführt werden, wird das branchenübliche Honorar nachträglich gezahlt.

Dieses Werk enthält Hinweise/Links zu externen Websites Dritter, auf deren Inhalt der Verlag keinen Einfluss hat und die der Haftung der jeweiligen Seitenanbieter oder -betreiber unterliegen. Zum Zeitpunkt der Verlinkung wurden die externen Websites auf mögliche Rechtsverstöße überprüft und dabei keine Rechtsverletzung festgestellt. Ohne konkrete Hinweise auf eine solche Rechtsverletzung ist eine permanente inhaltliche Kontrolle der verlinkten Seiten nicht zumutbar. Sollten jedoch Rechtsverletzungen bekannt werden, werden die betroffenen externen Links soweit möglich unverzüglich entfernt.

1. Auflage 2022

Alle Rechte vorbehalten
© W. Kohlhammer GmbH, Stuttgart
Gesamtherstellung: W. Kohlhammer GmbH, Stuttgart

Print:
ISBN 978-3-17-035789-1

E-Book-Formate:
pdf: ISBN 978-3-17-035790-7
epub: ISBN 978-3-17-035791-4

Vorwort

»Entdecke Alternativen und Nuancen; eine ganze Welt tut sich da auf.«
Paul Schibler (1930–2015)
Schweizer Aphoristiker

Mit dem Grundsatz, so viel Bewegungsfreiheit wie möglich und so wenig Fixierung wie nötig, befinden sich Pflegende im Berufsalltag oft in einem medizinisch-pflegerischen und juristischen Dilemma. Was passiert, wenn Fixierungen unterbleiben und die betroffene Person sich verletzt? Wie funktioniert der Werdenfelser Weg zur Begrenzung freiheitseinschränkender Maßnahmen (FEM)? Wie werden Fixiergurte korrekt angelegt? Darf das Kopfteil des Pflegebettes höhenverstellbar bleiben? Wie werden der Schrittgurt und die beiden Rückhaltegurte befestigt? Wozu dienen die Stoffschlaufen am Bauchgurt? Welche Größe braucht der Betroffene? Gibt es Zeitvorgaben, wie lange und wie oft, die fixierte Person zu beaufsichtigen ist? Welche rechtlichen Rahmenbedingungen, Kontraindikationen, unerwünschte Wirkungen und Risiken sind zu beachten? Diesen Fragen widmet sich das Buch. Es hat dabei nicht den Auftrag, individuelle fachjuristische Auseinandersetzungen mit dieser Thematik zu bewerten. Grundlegende rechtlich relevante Aspekte werden aufgeführt. Die Rechtsprechung obliegt allein dem jeweils zuständigen Gericht.

Die Haftungssorge bei einer erhöhten Sturzgefahr ist immer noch einer der Hauptgründe zur Verwendung mechanischer Fixierungen, gleichwohl der Expertenstandard »Sturzprophylaxe in der Pflege« formuliert, dass sie »keinesfalls zum Zweck der Sturzprävention einzusetzen« sind. Die Bewegungsfreiheit begrenzende mechanische FEM-Patentrezepte (wie Fixiergurte und Bettseitenteile) können das Sturz- und Verletzungsrisiko erhöhen (Balzer 2012). Patentrezepte zur Vermeidung mechanischer Fixierungen gibt es nicht. Alternativen werden aber insbesondere seit dem Werdenfelser Weg und der Leitlinie FEM längst sehr gut forciert. Es wird heute deutlich weniger und wenn, dann viel bewusster fixiert.

Im 6. Pflege-Qualitätsbericht formuliert der MDS (Medizinischer Dienst des Spitzenverbandes Bund der Krankenkassen e. V.): »Der Einsatz von Gurtfixierungen, Bettseitenteilen und anderen Fixierungen wird soweit wie möglich vermieden; im Falle eines Einsatzes werden die jeweils relevanten fachlichen Anforderungen beachtet.« Weiter heißt es, dass der Qualitätsaspekt FEM nur untersucht wird, wenn sie »bei der versorgten Person aktuell eingesetzt werden oder in den letzten vier Wochen vor der Prüfung eingesetzt wurden. Dies traf auf 6,9 Prozent (1.304) der in die Prüfungen einbezogenen Personen zu. Bei 89,3 Prozent dieser Personen lagen keine Auffälligkeiten vor. Bei 2,4 Prozent dieser Personen lagen Auffälligkeiten vor, die keine Risiken oder Defizite für die versorgte Person erwarten ließen. Bei 5,2 Prozent dieser Personen lagen Defizite vor, die mit einem Risiko für eine negative Folge für die versorgte Person verbunden waren. […] 3,5 Prozent dieser Personen wiesen ein Defizit mit einer negativen Folge für die versorgte Person auf. Bei diesen Personen war die Begründung für den Einsatz der durchgeführten freiheitsentziehenden Maßnahmen nicht nachvollziehbar, oder ein vermeintlicher Wunsch der versorgten Person, durchgehende Bettseitenteile einzusetzen, wurde nicht durch die versorgte Person selbst bestätigt (bei kognitiv unbeeinträchtigten Personen). Es ist auch vorgekommen, dass keine Begleitung/Überwachung einer Gurtfixierung nachgewiesen werden konnte.«

Eine reduzierte Übungsfrequenz birgt (im streng indizierten und umfänglich evaluierten Einzelfall) ein hohes Fehlerpotenzial beim korrekten Anlegen der Fixiergurte. Zudem haben auch die Nachrüstungen der Gurtsysteme, die sich aufgrund mehrerer Todesfälle insbesondere im Zusammenhang mit Bauchfixiergurten ergaben, zu zusätzlichen Verunsicherungen im richtigen Handling geführt. Das erfordert praktische Schulungen der Pflegefachkräfte im Umgang mit Fixiergurten als Ultima Ratio, damit die Fixiergurte, nicht nur erst nach strenger Indikationsstellung, sondern, wenn schon, dann auch richtig angelegt werden!

Aus Gründen der besseren Lesbarkeit wird in diesem Buch auf die gleichzeitige Verwendung der Sprachformen männlich, weiblich und divers verzichtet. Sämtliche Personenbezeichnungen gelten gleichermaßen für alle Geschlechter. Vielen Dank für Ihr Verständnis.

Friedhelm Henke, im Februar 2022

In Erinnerung an José Humberto Sánchez.

Inhalt

Vorwort		5
1	**Recht auf Freiheit**	**9**
1.1	Erfüllter Straftatbestand der Freiheitsberaubung	9
1.2	Heilbehandlung	12
1.3	Rechtfertigungsgründe	12
1.4	Sicherheitspflicht	14
1.5	Ultima Ratio	15
1.6	Einwilligung	16
	1.6.1 Einwilligungsfähigkeit	16
	1.6.2 Ablehnung einer Fixierung	17
	1.6.3 Geschäftsfähigkeit	17
	1.6.4 Entscheidungen der Angehörigen	18
	1.6.5 Vorsorgevollmacht	19
1.7	Betreuer	21
	1.7.1 Aufgabenbereiche	21
	1.7.2 Betreuung einsichtsfähiger und nicht einsichtsfähiger Personen	23
1.8	Zwangsweise Unterbringung	23
1.9	Minderjährige	25
1.10	Gefahr im Verzug	26
1.11	Ärztliche Anordnung	27
1.12	Richterliche Genehmigung	29
2	**Auswirkungen und Anforderungen**	**32**
2.1	Auswirkungen von FEM	32
2.2	Anforderungen an FEM	35
	2.2.1 Verantwortungsvolle Pflege und Betreuung	35
	2.2.2 Anforderungen des BfArM an Bauchfixiergurte	37
3	**Begrenzung von FEM**	**43**
3.1	Werdenfelser Weg	43
3.2	Leitlinie FEM	45
3.3	Expertenstandard Sturzprophylaxe in der Pflege	46
	3.3.1 Grundlagen	46
	3.3.2 Sturzrisiken	48
	3.3.3 Sturz-Assessment	49

	3.3.4 Grundsätzliche Pflegemaßnahmen	50
4	**Praxis mechanischer Fixierungen**	**54**
	4.1 Fixierdecke	54
	4.2 Therapieplatte, Vorstecktisch	56
	4.3 Abschließen der Wohnungs- oder Zimmertür	56
	4.4 Durchgehende Bettseitenteile	57
	4.5 Fixiergurtsysteme	60
	4.5.1 Anwendungshinweise	60
	4.5.2 Allgemeines-Fixiersystem	67
	4.5.3 Akut-Fixiersystem	83
5	**Beaufsichtigung, Dokumentation und Qualitätssicherung der FEM**	**89**
	5.1 Beaufsichtigung, FEM-Protokoll	89
	5.2 FEM-Pflegequalitätsstandard	92
6	**Relevante Gesetze**	**95**
	6.1 Artikel aus dem Grundgesetz (GG)	95
	6.2 Paragrafen aus dem Strafgesetzbuch (StGB)	96
	6.3 Paragrafen aus dem Bürgerlichen Gesetzbuch (BGB)	98
	6.4 Paragrafen aus dem Psychisch-Kranken-Gesetz NRW (PsychKG-NRW)	102
	6.5 Paragrafen aus dem Verfahren in Familiensachen und in der Angelegenheit der freiwilligen Gerichtsbarkeit	106
7	**Übungen zum praktischen Umgang mit FEM**	**110**
	7.1 Übungsaufgaben	110
	7.2 Lösungen	116
8	**Literaturverzeichnis**	**123**
9	**Stichwortverzeichnis**	**127**

1 Recht auf Freiheit

1.1 Erfüllter Straftatbestand der Freiheitsberaubung

»Die Freiheit der Person ist unverletzlich!« heißt es im Artikel 2, Absatz 2 des Grundgesetzes (GG) der Bundesrepublik Deutschland. Das folgende Fallbeispiel aus der Praxis verdeutlicht die rechtliche Problematik bei Verwendung von Fixiergurten als Eingriff in die Fortbewegungsfreiheit.

> **Beispiel**
>
> Die Altenpflegerin Maria D. ist aufgrund des unruhigen Verhaltens einer Bewohnerin gestresst und legt ihr regelmäßig den Fixiergurt an. Außerdem stellt sie das Bettseitenteil hoch.

a) Macht sie sich strafbar?
b) Wann ist ihr Verhalten erlaubt?

zu a: Der Straftatbestand der Freiheitsberaubung ist erfüllt. Die Tat ist rechtswidrig, es liegt kein Rechtfertigungsgrund vor. Die Altenpflegerin handelt schuldhaft (vorsätzlich, bewusst und gewollt).

zu b.: In Notsituationen wäre ihr Verhalten erlaubt. Zum Beispiel, wenn der Gesundheitszustand der Pflegebedürftigen sich durch ihre motorische Unruhe verschlechtern würde. Wenn sich die Patientin selbst und/oder andere gefährdet, eine erforderliche Therapie (z. B. Infusion) durch motorische Unruhe unmöglich ist oder Bewegungs-/Haltungsstörungen vorliegen, kann eine Fixierung gerechtfertigt sein.

Bei fehlenden rechtlichen Voraussetzungen können Fixierungen zivil- und strafrechtliche Konsequenzen mit sich bringen. Aus zivilrechtlicher Sicht kann eine unrechtmäßige *Fixierung* einen Verstoß gegen einen Pflegevertrag sowie eine unerlaubte Handlung im Sinne des § 823 Bürgerlichen Gesetzbuches (BGB) darstellen und Schadensersatz- sowie Schmerzensgeldansprüche nach § 253 Abs. 2, § 280 Abs. 1, § 823 Abs. 1 und 2 BGB zur Folge haben.

Eine *Fixierung* ist nach § 1906 Abs. 4 BGB sowie § 10 Abs. 1 (Psychisch-Kranken-Gesetz Nordrhein-Westfalen) PsychKG-NRW eine mechanische Bewegungseinschränkung des Patienten bzw. Bewohners.

Merke

Die Unterbringungsgesetze anderer Bundesländer entsprechen im Wesentlichen den inhaltlichen Aspekten des PsychKG-NRW.

Definitionen

Verfassungsrechtlich wird unter *Freiheitseinschränkenden Maßnahmen* (FEM) nach Art. 104 GG jeder Eingriff in die Fortbewegungsfreiheit verstanden (Verfassungsrecht).

Zivilrechtlich betrachtet, kennzeichnen *Freiheitsbeschränkende Maßnahmen* einen Eingriff in die Bewegungsfreiheit von geringer Dauer und/oder Intensität während *Freiheitsentziehende Maßnahmen* den Ausschluss der körperlichen Bewegungsfreiheit darstellen. Der potenzielle Gebrauch genügt dazu. Die Motivation des Betroffenen ist dabei unerheblich (Unterbringung § 1906 BGB).

Strafrechtlich liegt der Tatbestand einer *Freiheitsberaubung* vor, wenn ein Mensch eingesperrt oder auf andere Weise des Gebrauchs seiner persönlichen (Bewegungs-)Freiheit beraubt wird. Geschützt ist die persönliche Fortbewegungsfreiheit, d. h. die Möglichkeit, sich nach seinem Willen fortzubewegen, um einen Raum zu verlassen. Es geht nicht darum, ob die Person sich tatsächlich fortbewegen möchte oder nicht. Entscheidend ist allein, ob sie sich frei bewegen kann oder nicht. Bei Vorliegen einer Handlung laut der im StGB genannten Tatbestandsmerkmale liegt eine sogenannte *Tatbestandsmäßigkeit* vor. Wenn Rechtfertigungsgründe (z. B. Einwilligung, Notwehr, rechtfertigender Notstand) greifen, liegt keine Rechtswidrigkeit vor. Vorsatz ist das Wissen und Wollen der objektiven Tatbestandsmerkmale. Fahrlässig handelt der Täter, wenn er trotz Voraussehbarkeit einer Rechtsverletzung einen gesetzlichen Tatbestand in pflichtwidriger Weise verwirklicht. Bei folgenden Handlungen (Fixierungen) ist nach § 239 Strafgesetzbuch (StGB) bereits der Tatbestand der Freiheitsberaubung erfüllt:

- Anlegen von Bettschürze, Schlafsack, Bauchgurt, Hand-, Fußfesseln oder Stuhlgurt, wenn der Pflegebedürftige keine Möglichkeit hat, die Fixierung selbst zu lösen oder lösen zu lassen.
- Verwendung von durchgehenden Bettseitenteilen.
- Verwendung von Fixierdecken und Zwangsjacken.
- Verwendung von Trickschlössern und -schaltungen, die eine Person in ihrer Freiheit einschränken.
- Drohung, psychischer Druck (psychische Fixierung), z. B. durch Wegnahme der Kleidung und Schuhe oder die Behauptung, die Türklinke stehe unter Strom.
- Abschließen des Zimmers oder der Station, wenn die Öffnung auf Wunsch des Pflegebedürftigen nicht jederzeit gewährleistet ist.

- Wegnahme (so genannte passive Fixierung) von Bewegungshilfen (Rollstuhl), Feststellen des Rollstuhls.
- Therapietische am Stuhl oder am Rollstuhl, Therapiestuhl.
- Verabreichung von Arzneimitteln, die Müdigkeit oder Muskelschwäche nur zum Zweck der Bewegungseinschränkung bewirken und ohne einen anderen therapeutischen Hintergrund (pharmakologische Fixierung) gegeben wurden.
- Personenortungsanlagen (Ausstattung des Betroffenen mit Signalsendern).

> **Merke**
>
> Es spielt keine Rolle, ob der Betroffene sich tatsächlich fortbewegen will oder ob er die Einschränkung der Freiheit überhaupt bemerkt. Grundsätzlich sind alle hier aufgelisteten Fixierungen strafbar. Ausnahmen gibt es nur bei einem entsprechenden *Rechtfertigungsgrund* (▶ Kap. 1.3).

Ist der Betroffene in der Lage, einen Fixiergurt (z. B. mit Klett- oder Schnappverschluss) selbst zu öffnen, seine Zimmertür von innen zu öffnen, oder hindert ihn ein geteiltes Bettgitter nicht daran, das Bett selbst zu verlassen, ist der Straftatbestand der *Freiheitsberaubung* nicht erfüllt. Bei gelähmten und geschwächten Betroffenen, die sich trotz eines leicht lösbaren Klettverschlusses nicht selbst befreien können, kann dagegen der Straftatbestand der Freiheitsberaubung erfüllt sein.

Auch im *ambulanten Bereich* sind FEM außerhalb der familiären Pflege, also beispielsweise bei der Übernahme der Pflege durch einen *professionellen Pflegedienst* genehmigungspflichtig. Wenn es niemanden gibt, der Klage erhebt, gibt es auch keine Gerichtsverhandlung! Das gilt vermutlich immer noch für die familiäre Pflege. Das Amtsgericht Berlin Tempelhof/Kreuzberg entschied jedoch in der Sache »Freiheitsentziehung in der eigenen Wohnung« bereits 1998 konsequent richtig, dass das zeitweilige Einschließen eines Betreuten zu Hause (auch bei familiärer Pflege) einer Richterliche Genehmigung bedarf (AZ 50 XVII G 361/98).

Psychopharmaka mit Einschränkung der körperlichen Freiheit als Haupt- oder Nebenwirkung, egal ob beabsichtigt oder unbeabsichtigt, erfordern einen richterlichen Beschluss, denn sie sind rechtlich als unterbringungsähnliche Maßnahme nach § 1906 Abs. 4 BGB zu bewerten. Oft ist die Abgrenzung der Medikamente (wie Psychopharmaka oder Schlafmittel) von einer gezielten Ruhigstellung oder Hinderung am Weggehen nicht eindeutig. Dann ist auch hier der Straftatbestand der Freiheitsberaubung erfüllt und eine Genehmigung erforderlich.

Eine unrechtmäßige Fixierung kann den Straftatbestand der Nötigung nach § 240 StGB erfüllen. Weitere Informationen dazu sind im Betreuungsgesetz sowie im PsychKG des jeweiligen Bundeslandes zu finden.

1.2 Heilbehandlung

FEM sind nur mit richterlicher Genehmigung erlaubt, wenn der Betroffene nicht rechtskräftig einwilligungsfähig ist; eine krankheits- oder behinderungsbedingte Gefahr einer Selbsttötung oder einer erheblichen Gesundheitsgefährdung vorliegt oder, wenn eine Untersuchung, eine Heilbehandlung oder ärztlicher Eingriff notwendig sind, deren Sinn und Zweck der Betroffene infolge Krankheit oder Behinderung nicht einzusehen vermag. Dient eine Maßnahme in erster Linie der Heilbehandlung, kann (!) der Richter, gemäß des Juristischen Leitfadens für Verfahrenspfleger im Verfahren zur Genehmigung freiheitsentziehender Maßnahmen gem. § 1906 BGB, diese als genehmigungsfrei erklären. Bei willkürlich völlig bewegungsunfähigen Personen liegt keine FEM vor. Wenn eine Person die FEM selbst mit schriftlicher Verfügung einfordert, ist ebenfalls keine richterliche Genehmigung erforderlich.

> **Merke**
>
> Im Zweifelsfall ist immer eine richterliche Genehmigung einzuholen.

1.3 Rechtfertigungsgründe

Rechtfertigungsgründe zur Freiheitseinschränkung, die bei Fixierungen in der Pflege in Betracht kommen können, sind:

- Einwilligung des Betroffenen,
- Notwehr/Nothilfe (§ 32 StGB),
- Notstand (§ 34 StGB),
- einschlägige Betreuung mit Einwilligung des Betreuers und Genehmigung des Betreuungsgerichts (richterliche Genehmigung),
- beschlossene Unterbringung nach Psychisch-Kranken-Gesetz (PsychKG).

Eine Fixierung ohne *Einwilligung des Pflegebedürftigen* und ohne *richterlich genehmigter oder beschlossener Unterbringung* sowie ohne *Unterbringung nach dem PsychKG* (▶ Kap. 1.6) ist nur zulässig bei *Notwehr* (§ 32 StGB). Notwehr ist z. B. die Verteidigung des Pflegepersonals bei einem Angriff seitens eines psychisch Erkrankten. Ein weiterer Rechtfertigungsgrund liegt bei *Notstand* (§ 34 StGB) vor, wenn z. B. eine unmittelbare Gefahr für den Pflegebedürftigen selbst oder für andere droht.

Notwehr ist die Verteidigung gegen einen Angriff. Aber nicht jede Verteidigung ist im Sinne dieses Gesetzes Notwehr. Gerechtfertigt ist eine

Verteidigung nur dann, wenn eine Notwehrlage besteht und die Verteidigung eine Notwehrhandlung ist. Eine Notwehrlage setzt einen Angriff voraus, der gegenwärtig und rechtswidrig ist. Unter »Angriff« wird jede Verletzung rechtlich geschützter Interessen eines Menschen durch einen anderen verstanden. Geschützte Rechtsgüter sind z. B. Eigentum, körperliche Unversehrtheit und Ehre. »Gegenwärtig« ist ein Angriff, wenn er unmittelbar bevorsteht und solange er andauert. Gegenwärtig ist ein Angriff aber auch dann noch, wenn seine unmittelbare Wiederholung zu befürchten ist.

Notwehr setzt nicht voraus, dass sich der Angriff gegen den Verteidiger richtet. Eine Rechtfertigung durch Notwehr liegt z. B. auch vor, wenn die Pflegeperson einen Angriff gegen einen Mitpatienten abwehrt (so genannte Nothilfe).

Die Notwehrhandlung muss zur Abwendung des Angriffs erforderlich und geboten sowie von einem Verteidigungswillen getragen sein. Stehen mehrere gleich geeignete Verteidigungsmittel zur Verfügung und besteht Zeit zur Auswahl, so ist das Mittel zu wählen, das den Angreifer am wenigsten verletzt.

> **Merke**
>
> Auch eine ärztliche Anordnung stellt allein keine Rechtfertigung zur Fixierung (Freiheitsberaubung) dar, sondern ist lediglich eine formale Absicherung!

Nur wenn die Gefahr nicht anders abwendbar ist, ist die Fixierung als rechtfertigender Notstand gerechtfertigt (▶ Kap. 1.5). Im Rahmen einer Interessenabwägung muss das geschützte Interesse (z. B. die Gesundheit des Betroffenen) das beeinträchtigte Interesse (z. B. die Freiheit, das Selbstbestimmungsrecht) wesentlich überwiegen.

Befindet sich beispielsweise ein Patient postoperativ in einem Durchgangssyndrom, ist eine Fixierung rechtmäßig, wenn ein rechtfertigender Notstand vorliegt. Arzt und Pflegepersonen sind sogar dazu verpflichtet, um keine zivil- und strafrechtlichen Konsequenzen wegen pflichtwidrigen Unterlassens zu bekommen.

Soll ein Patient fixiert werden, weil er sich im Schlaf mehrmals einen venösen Zugang (Intranüle) entfernt hat und daraufhin nicht mehr mit den lebensnotwendigen Medikamenten versorgt werden kann, ist das Selbstbestimmungsrecht des Pflegebedürftigen zu beachten. Lehnt ein einsichtsfähiger Patient in diesem Fall die Fixierung ab, wäre eine Behandlung gegen den Willen des Betroffenen eine strafbare Handlung. Der Arzt kann dann lediglich die Behandlung wegen zu großen Risikos abbrechen.

Bei Fremdgefährdung besteht auch bei einsichtsfähigen Pflegebedürftigen die Verpflichtung zum Schutz Dritter. Das heißt, wenn ein solcher Patient Mitpatienten oder Mitarbeiter erheblich gefährdet, sind geeignete Maßnahmen zu dessen Fixierung erforderlich.

1.4 Sicherheitspflicht

Laut dem Bundesgerichtshof (BGH-Urteil vom 14.01.2021 – III ZR 168/19) »darf bei erkannter oder erkennbarer Selbstschädigungsgefahr ein an Demenz erkrankter Heimbewohner, bei dem unkontrollierte und unkalkulierte Handlungen jederzeit möglich erscheinen, nicht in einem – zumal im Obergeschoss gelegenen – Wohnraum mit unproblematisch erreichbaren und einfach zu öffnenden Fenstern untergebracht werden. [...] Welchen konkreten Inhalt die Verpflichtung hat, einerseits die Menschenwürde und das Freiheitsrecht eines körperlich oder geistig beeinträchtigten Heimbewohners zu achten und andererseits sein Leben und seine körperliche Unversehrtheit zu schützen, kann nicht generell, sondern nur aufgrund einer Abwägung sämtlicher Umstände des jeweiligen Einzelfalls entschieden werden. [...] Ohne konkrete Anhaltspunkte für eine Selbstgefährdung besteht hingegen keine Pflicht zu besonderen (vorbeugenden) Sicherungsmaßnahmen.«

Die Sicherheitspflicht einer Pflegeeinrichtung gegenüber den zu versorgenden Pflegebedürftigen kann es erfordern, dass bei körperlichen oder geistigen Einschränkungen dieser Personen eine Fixierung beim Betreuungsgericht zusammen mit der schriftlichen ärztlichen Anordnung (▶ Kap. 1.11) zu beantragen ist.

Kasten 1: Mitteilung an das Betreuungsgericht

_____   _____
Name des/der Betreuer/-in   Name der Einrichtung

An das Amtsgericht – Betreuungsgericht –

☐ Ich bitte, eine betreuungsgerichtliche Genehmigung für o. a. Maßnahmen zu erteilen.
☐ Ich teile mit, dass o. g. Maßnahmen wegen Gefahr im Verzug bereits durchgeführt werden.
☐ Der o. a. Betreuer hat mich bevollmächtigt, die Betreuungsgerichtliche Genehmigung zu beantragen.
☐ Ich rege an, einen Betreuer mit den Aufgaben Gesundheitsfürsorge und Aufenthaltsbestimmung zu bestellen.

_____   _____
Ort/Datum   Unterschrift des Betreuers

_____   _____
Ort/Datum   Unterschrift der Pflegedienstleitung

Das Sicherheitsgebot und die Einschränkung der Menschenwürde (Artikel 1 Abs. 1 GG) sowie die Einschränkung des Freiheitsrechts (Artikel 2 Abs. 1

GG), wonach jeder das Recht auf Leben und körperlicher Unversehrtheit hat, sind gegeneinander abzuwägen. Angesichts des erheblichen Ermessensspielraums spielt die kontinuierliche Dokumentation (▶ Kap. 5) der körperlichen und geistigen Situation der Pflegebedürftigen eine große Rolle. Außerdem wird mit der kompletten Erfassung aller Informationen sowie der etwaigen Entscheidungen kein pflichtwidriges Versäumnis, sondern das stete Bemühen der Pflegenden um die Sicherheit des Pflegebedürftigen transparent gemacht. Entscheidend ist eine umfassende ganzheitlich orientierte Pflegeplanung (Informationssammlung, Erfassung von Ressourcen, Pflegeproblemen, -zielen, -interventionen, -evaluation).

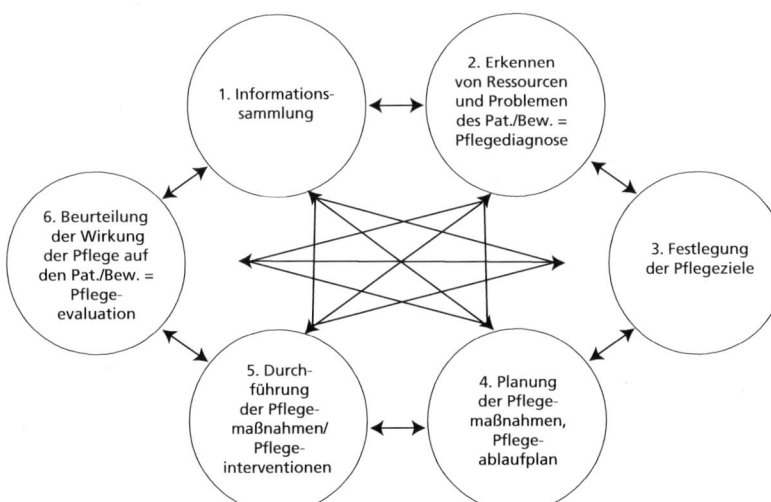

Abb. 1: Pflegeprozess (modifiziert nach Fiechter & Meier 1996)

> **Merke**
>
> Die professionelle Pflegeplanung nach den sechs Schritten des Pflegeprozesses unterstützt den qualitativen Umgang mit der Sicherheitsverpflichtung und dient den Pflegenden als Beweismittel ihrer geleisteten ganzheitlichen und individuellen Pflege.

1.5 Ultima Ratio

Um im Umgang mit Fixierungen sicher aufzutreten und ein (wie z. B. im § 34 StGB formuliertes) »angemessenes Mittel« (Grundsatz der Verhältnismäßigkeit) anzuwenden, ist Folgendes zu beachten: Eine Fixierung ist nur als letzte

Pflegemaßnahme (»Ultima Ratio«) bei außergewöhnlich unruhigen und (auto-)aggressiven Pflegebedürftigen anzuordnen. Eine freiheitsentziehende Maßnahme darf grundsätzlich nur dann ärztlich angeordnet werden, wenn:

- der Patient sich selbst oder andere erheblich gefährdet,
- der Patient Bewegungs- oder Haltungsstörungen hat, bei denen mit Sturzgefahr zu rechnen ist,
- der Patient eine notwendige Behandlung (z. B. eine Infusionstherapie) durch motorische Unruhe verhindert,
- der Gesundheitszustand (z. B. nach einer Fraktur) eine übermäßige motorische Unruhe nicht zulässt.

> **Merke**
>
> Hierbei handelt es sich nicht um generelle Rechtfertigungsgründe, sondern lediglich um Aspekte, bei denen überhaupt erst eine Fixierung in Betracht gezogen werden kann. Nur wenn die Gefahren nicht anders abwendbar sind, ist eine Fixierung gerechtfertigt.

Die Zulässigkeit und Fortdauer einer Freiheitsentziehung stehen unter Richtervorbehalt (Art. 104 Abs. 2 GG). Fixierungen sind als freiheitsentziehende Maßnahmen gegenüber Patienten und Bewohnern nur zulässig, sofern sie verhältnismäßig sind. Das gilt auch für die Dauer von Fixierungen. Sie sind unzulässig, wenn das erstrebte Ziel, den Patienten oder Bewohner vor sich selbst zu schützen, auch mit weniger eingreifenden Maßnahmen erreicht werden kann. Eine Fixierung darf deshalb nur angeordnet und richterlich genehmigt werden, wenn alle milderen Möglichkeiten erwogen und ausprobiert worden sind. Warum mildere Maßnahmen im Einzelfall nicht möglich gewesen sind, ist schriftlich zu dokumentieren. Fixierungen sind zeitlich von vornherein zu befristen.

1.6 Einwilligung

1.6.1 Einwilligungsfähigkeit

Einwilligungsfähig ist, wer Art, Bedeutung und Tragweite einer Maßnahme nach entsprechender Aufklärung und Beratung erfassen und seinen Willen danach bestimmen kann (vgl. §§ 104 ff. BGB, §§ 1903 ff. BGB). An einer Einwilligung wird es bei fixierungsbedürftigen Pflegebedürftigen häufig fehlen. Die Einsichtsfähigkeit des Betroffenen ist Voraussetzung für die Rechtskräftigkeit seiner Einwilligung. Das heißt nicht, dass er geschäftsfähig sein muss. Es reicht aus, wenn der Betroffene seine Situation und die

Bedeutung der freiheitseinschränkenden Maßnahme, in die er einwilligt, erfasst. Demnach können auch Pflegebedürftige, die unter Betreuung stehen, grundsätzlich eine rechtskräftige Einwilligung geben, sofern kein einschlägiger Einwilligungsvorbehalt nach § 1903 BGB vorliegt. Eine Einwilligung, die im Zustand der Einwilligungsfähigkeit für einen späteren Zeitpunkt, zu dem die Einsichtsfähigkeit krankheitsbedingt voraussichtlich eingeschränkt sein wird, gegeben wurde, ist wirksam. Ein rechtzeitiges Gespräch mit dem Betroffenen kann sinnvoll sein, damit er vorsorglich eine entsprechende Einwilligungserklärung geben kann.

1.6.2 Ablehnung einer Fixierung

Bei volljährigen und einsichtsfähigen Personen, die nicht betreut werden und eine Fixierung nach Aufklärung ablehnen, ist eine längere Fixierung grundsätzlich unzulässig und darf nicht vorgenommen werden. Zum Beispiel darf ein Patient, der sich im Schlaf ständig das Infusionsschlauchsystem herauszieht, nicht fixiert werden, auch wenn er dadurch nicht mehr mit den notwendigen Medikamenten versorgt werden kann!

> **Merke**
>
> Wird eine Fixierung z. B. aufgrund von Unruhezuständen eines nicht unter Betreuung stehenden Pflegebedürftigen erforderlich, muss der Arzt beim Betreuungsgericht die Einrichtung einer Betreuung beantragen, sofern feststeht, dass die Fixierung nach 24 Stunden wiederkehrend ist.

Ein bewusstseinsklarer Pflegebedürftiger kann eine Fixierung nach ärztlicher Aufklärung ablehnen. Die Ablehnung muss schriftlich dokumentiert und vom Betroffenen unterschrieben werden. Lehnt ein bewusstseinsgestörter Pflegebedürftiger eine Fixierung ab, ist sie nur im Rahmen lebensrettender Maßnahmen zulässig. Aber auch die Notfallmaßnahmen bedürfen dann zumindest einer (nachträglichen) Genehmigung des Betreuungsgerichts (§ 1906 Abs. 2 BGB).

1.6.3 Geschäftsfähigkeit

Für eine Einwilligung muss der Betroffene nicht geschäftsfähig sein. Geschäftsfähigkeit ist die Fähigkeit, Rechtsgeschäfte für sich wirksam vornehmen zu können. Die Rechtsetzungsmöglichkeit des Einzelnen ist nur dann sinnvoll, wenn der Betreffende die Folgen seiner rechtsgeschäftlichen Erklärungen verstehen und einschätzen kann. Dazu bedarf es eines Mindestmaßes an Einsichtsfähigkeit und Urteilsvermögen. Der nicht voll Geschäftsfähige soll davor geschützt werden, sich aufgrund mangelnder Einsichtsfähigkeit beim Geschäftsabschluss selbst zu schädigen. Geschäftsunfähig sind Minderjährige unter sieben Jahren sowie Personen, die sich in einem Zustand krankhafter Störung der Geistestätigkeit befinden, der die freie Willensbestimmung ausschließt und seiner Natur nach nicht nur vorübergehend ist. Willenserklärungen geschäftsunfähiger Personen sind nichtig, also rechtlich unwirksam. Die Regelung findet sich in § 104 BGB. Wer geschäftsunfähig ist, hat nicht die rechtliche Macht, Willenserklärungen wirksam *abzugeben oder selbstständig* Rechtsgeschäfte zu tätigen, z. B. Verträge zu schließen oder zu kündigen. Er benötigt einen gesetzlichen Vertreter, der ihn vertritt. Auch müssen Willenserklärungen wie Kündigungen dem gesetzlichen Vertreter zugehen, damit diese wirksam werden. Soweit noch kein gesetzlicher Vertreter besteht, wird dieser als Betreuer vom Betreuungsgericht bestellt.

Geschäftsunfähigkeit besteht häufig bei Personen mit folgenden geistigen Behinderungen oder psychischen Krankheiten:

- Senile Demenz (vom Alzheimer-Typ *oder* Vaskuläre Demenz)
- angeborene geistige Minderbegabung
- Schizophrenie
- Alkoholkrankheit (Korsakow-Syndrom)
- Manie

Die Geschäftsunfähigkeit ist für Außenstehende nicht immer erkennbar. Das Gesetz schützt nicht den guten Glauben an die Geschäftsfähigkeit des Geschäftsgegners, da der Schutz eines nicht unbeschränkt Geschäftsfähigen Vorrang hat. Das bedeutet, dass abgeschlossene Verträge auch dann unwirksam sind, wenn die Geschäftsunfähigkeit des Vertragspartners nicht erkennbar war.

Merke

Bei Geschäftsunfähigkeit besteht nicht automatisch auch Einwilligungsunfähigkeit!

1.6.4 Entscheidungen der Angehörigen

Bei einer Einwilligung eines einsichtsfähigen Pflegebedürftigen sind die jeweiligen freiheitsentziehenden Maßnahmen (z. B. Bettseitenteile, Fixiergurte, Therapietisch) immer zulässig. Allerdings kann nur der Betroffene selbst die Einwilligung geben. Angehörige haben keine Entscheidungskompetenz, auch wenn das in der Praxis manchmal so gesehen wird. Äußerungen von Angehörigen (auch Ehepartnern) sind hier rechtlich grundsätzlich irrelevant.

Der Wunsch bzw. die Zustimmung des Angehörigen ist *bedeutungslos*. Einzig entscheidend ist der *Wille des Betroffenen bzw. des Betreuers mit entsprechendem Aufgabenbereich.* Die Zustimmung des Betreuers ist vor jeder Anordnung (im Notfall nachträglich) einzuholen. Eine reine Betreuung für Vermögensangelegenheiten reicht hier zum Beispiel nicht aus.

Ohne wirksame Einwilligung ist die Fixierung insbesondere zulässig bei:

- Notwehr und Notstand. Nachdem keine Gefahr mehr im Verzug ist, ist eine schriftliche ärztliche Anordnung erforderlich. Bei einer (über 24 Stunden hinaus) wiederkehrenden Fixierung hat der Arzt für eine richterliche Genehmigung zu sorgen.
- Richterlich genehmigter oder beschlossener Unterbringung.
- Unterbringung nach dem Psychisch-Kranken-Gesetz (PsychKG).

1.6.5 Vorsorgevollmacht

Jeder Mensch hat die Möglichkeit, für den Fall von Krankheit seine persönlichen und finanziellen Angelegenheiten mittels einer ausgestellten Vollmacht zu regeln. Eine solche Vorsorgevollmacht macht das Eingreifen des Betreuungsgerichts (Einrichtung einer Betreuung) entbehrlich, wenn eine Person ihre Angelegenheiten aufgrund einer psychischen Krankheit oder Behinderung nicht mehr besorgen kann. Zur Vollmachtserteilung ist die Geschäftsfähigkeit erforderlich. Wenn die Geschäftsfähigkeit in Zweifel gezogen werden kann, sollte auf jeden Fall die ärztliche Bestätigung am Ende der Vollmacht ausgestellt sein. Die schriftlich erteilte Vollmacht reicht aus. Es braucht kein Notar eingeschaltet zu werden. Bei großem Vermögen (z. B. Grundstückseigentum) ist zur Anerkennung im Rechts- und Geschäftsverkehr jedoch eine Beglaubigung bzw. eine Beurkundung durch den Notar vornehmen zu lassen. In der Vollmacht ist eine Vertrauensperson zu benennen. Wichtig ist, dass diese Person im Gegensatz zu dem gerichtlich eingesetzten Betreuer grundsätzlich keiner staatlichen Kontrolle durch das Betreuungsgericht untersteht. Das Betreuungsgericht kann nur im Falle eines bekannt gewordenen offensichtlichen Missbrauchs der Vollmacht tätig werden. Zur einfacheren Handhabung sollte nur eine Vertrauensperson als Bevollmächtigte eingesetzt werden. Werden mehrere Personen angeführt, ist anzugeben, ob diese gemeinschaftlich handeln oder jeder Bevollmächtigte allein handeln darf. Die bevollmächtigte Person soll über die Vollmacht informiert sein. Sie sollte wissen, wo sich die Originalausfertigung der Vollmacht befindet und eine Kopie davon besitzen. Die Originalausfertigung der Vollmacht nimmt der/die Vollmachtgebende zu seinen/ihren persönlichen Unterlagen. Eine weitere Kopie kann ggf. auch beim Notar hinterlegt werden.

Kasten 2: Vorsorgevollmacht

Vorsorgevollmacht

des/der
Name: _____ Vorname: _____
geboren am: _____ wohnhaft in: _____
                                                                          PLZ/Ort/Straße

Hiermit bevollmächtige ich als Unterzeichner/in folgende Person:
Name: _____ Vorname: _____
geboren am: _____ wohnhaft in: _____
                                                                          PLZ/Ort/Straße

Beziehung zum/zur Vollmachtgeber/in: _____
wohnhaft in: _____
            PLZ/Ort/Straße

mich in sämtlichen persönlichen, vermögensrechtlichen und behördlichen Angelegenheiten rechtlich zu vertreten.

Die Vollmacht umfasst auch die Abgabe und den Empfang von Willenserklärungen im Rechtsverkehr sowie die Vertretung gegenüber Behörden. Sie erstreckt sich insbesondere auf die Bereiche:

- finanzielle Angelegenheiten,
- Gesundheitsfürsorge,
- alle Entscheidungen, die mit einem Wechsel des tatsächlichen oder gewöhnlichen Aufenthalts verbunden sind,
- Wohnungsangelegenheiten einschließlich der Auflösung der Wohnung.

Der/die Bevollmächtigte ist befugt, notwendige Einwilligungserklärungen bei ärztlichen Eingriffen abzugeben, soweit ich nicht mehr einwilligungsfähig bin. Diese Vollmacht soll in Kraft bleiben, auch wenn ich geschäftsunfähig geworden sein sollte und auch über meinen Tod hinaus, bis die Erben ihrerseits Regelungen treffen können. Diese Vollmacht kann jederzeit von mir durch eine einfache Erklärung widerrufen werden.

Ergänzungen oder Einschränkungen zu diesen Vorgaben:
_____
_____

_____
Ort/Datum   Unterschrift des/der Vollmachtgebers/in

Hiermit wird bestätigt, dass der/die Unterzeichnende den Inhalt der vorstehenden Erklärung erfasst hat und sich über die Tragweite der Vollmacht bewusst ist.

_____
Ort/Datum   Unterschrift und Stempel des Arztes

Freiheitseinschränkende Maßnahmen

☐ Die Vollmacht erstreckt sich auch auf die Einwilligung in freiheitseinschränkende Maßnahmen gemäß § 1906 Abs. 1 und Abs. 4 BGB (z. B. geschlossene Unterbringung, Bettstreben und Fixiergurte).

_____ _____
Ort/Datum   Unterschrift des/der Vollmachtgebers/in

☐ Die Vollmacht erstreckt sich nicht auf die Einwilligung in freiheitseinschränkende Maßnahmen.

_____ _____
Ort/Datum   Unterschrift des/der Vollmachtgebers/in

> **Merke**
>
> Freiheitseinschränkende Maßnahmen kann der/die Bevollmächtigte bei fehlender Einwilligungsfähigkeit des/der Vollmachtgebers/in nur beantragen, wenn sich die Vollmacht ausdrücklich auch darauf erstreckt. Sofern dies nicht erfolgt, muss im Bedarfsfall gesondert eine *gesetzliche Betreuung* für diesen Aufgabenkreis eingerichtet werden. In jedem Falle ist vor solchen Maßnahmen die Genehmigung des Betreuungsgerichts einzuholen.

> **Merke**
>
> Auch bei Geh- und Stehunfähigkeit, dessen Vorliegen und Verbleib bei einem fördernden Pflegeverständnis sich oft nicht sicher festlegen lässt, ist eine richterliche Genehmigung notwendig, um entsprechend des mutmaßlichen Willens des Betroffenen vorzugehen und den zu pflegenden Menschen in den Mittelpunkt zu stellen, wie es das Pflegeleitbild vorgibt.

1.7 Betreuer

1.7.1 Aufgabenbereiche

Der Betreuer ist nach dem Betreuungsgesetz der gesetzliche Vertreter des Betroffenen. Er vertritt ihn in dem vom Betreuungsgericht angeordneten Aufgabenkreis und ist gegenüber dem Gericht verantwortlich. Tätigwerden kann der Betreuer nur im Rahmen seines ihm übertragenen Aufgabengebietes. Im Rahmen von FEM muss folglich der Aufgabenkreis der freiheitsentziehenden/unterbringungsähnlichen Maßnahme im Beschluss aufgeführt sein. Der Betreuer muss persönlichen Angelegenheiten des zu Betreuenden Vorrang vor Vermögensangelegenheiten geben. Das Wohl des Betroffenen, seine Vorstellungen und Wünsche stehen immer im Vordergrund.

Je nach Aufgabenbereich hat der Betreuer folgende Aufgaben:

Gesundheitsvorsorge	Der Betreuer hat die Aufgabe und die Pflicht, das gesundheitliche Wohl des Betroffenen sicherzustellen (z. B. die Organisation ambulanter Dienste zu Hause und therapeutischer Maßnahmen, Wahrnehmung von Arztterminen).
Vermögensvorsorge	Die Vermögenssorge kann sich auf die gesamten finanziellen Angelegenheiten beziehen. Der Betreuer ist gegenüber dem Amtsgericht zur Rechnungslegung (Vermögensverzeichnis, Belege, Quittungen) verpflichtet.
Aufenthaltsbestimmung	Sie umfasst auch die Entscheidung über eine Unterbringungsmaßnahme.
Rechtliche Vertretung vor Behörden und Institutionen	Dieser Aufgabenbereich beinhaltet die Befugnis und Verpflichtung des Betreuers, Rechtsansprüche geltend zu machen (Sozialhilfeantrag, Rentenantrag, Pflegeantrag) und ggf. durchzusetzen.
Entscheidung über den Fernmeldeverkehr des Betroffenen und über die Entgegennahme, das Öffnen und Anhalten der Post	Die Übertragung ist nur möglich, wenn der Betreuer sonst seine Aufgaben zum Wohl des Betreuten nicht erfüllen kann.
Geltendmachung von Rechten des Betreuten gegenüber seinem Bevollmächtigten	Bei Bedenken gegen die Redlichkeit oder Fähigkeit des Bevollmächtigten.

Der Betreuer benötigt für jede einzelne FEM eine Genehmigung des Betreuungsgerichtes. Ohne die richterliche Genehmigung ist die Maßnahme nur zulässig, wenn mit dem Aufschub Gefahr verbunden ist. Die richterliche Genehmigung ist dann unverzüglich nachzuholen. Der Betreuer hat das Vorliegen der Voraussetzungen für FEM regelmäßig zu überprüfen. Liegen die Voraussetzungen nicht mehr vor, sind die FEM zu beenden und die Beendigung dem Gericht mitzuteilen.

Der Betreuer muss soweit wie möglich alles mit dem Betreuten absprechen. Auch die Pflegenden haben die Aufgabe, den Willen des Pflegebedürftigen zu erfassen, zu dokumentieren und an den Betreuer weiterzugeben. So ist zum

Beispiel auch eine *Freiwilligkeitserklärung*, d. h. eine schriftliche Einwilligung eines einsichts- und urteilsfähigen Betreuten möglich, freiwillig im geschlossenen Bereich einer Einrichtung zu bleiben.

1.7.2 Betreuung einsichtsfähiger und nicht einsichtsfähiger Personen

Freiheitsentziehende Maßnahmen sind über das sogenannte Psychisch-Kranken-Gesetz (PsychKG) und durch das Betreuungsrecht § 1906 BGB geregelt. Das neue Betreuungsrecht (§ 1906 BGB) gilt seit dem 01.01.1992 und hat die bis dahin geltenden gesetzlichen Regelungen der Entmündigung, der Vormundschaft und der Pflegschaft für Erwachsene durch die Betreuung § 1896 ff. BGB ersetzt.

Das Gesetz über die Freiwillige Gerichtsbarkeit (FGG) wurde am 01.09.2009 durch das Gesetz über das Verfahren in Familiensachen und in den Angelegenheiten der freiwilligen Gerichtsbarkeit (FamFG) ersetzt.

Freiheitseinschränkende Maßnahmen sind bei unter Betreuung stehenden Personen nicht einheitlich zu beurteilen. Es kommt darauf an, ob der Betreute einsichtsfähig ist oder nicht. Wenn er einsichtsfähig und einverstanden ist, handelt es sich nicht um eine freiheitseinschränkende Maßnahme nach § 1906 Abs. 4 BGB.

Das Vorliegen einer Betreuung kann die Zulässigkeit einer Fixierung grundsätzlich *nur bei einer Selbstgefährdung des Betreuten* ermöglichen. Bei Fremdgefährdung des Betreuten ist eine vorliegende Betreuung allein nicht ausreichend, um eine Fixierung zu erlauben. Hier müssen immer andere Rechtfertigungsgründe vorhanden sein.

Bei der Betreuung nicht einsichtsfähiger Betreuter spielt die Dauer der Fixierung eine entscheidende Rolle. Bei einmaliger oder kurzfristiger Fixierung genügt die schriftliche Einwilligung des Betreuers. Die Unterbringung und unterbringungsähnliche Maßnahmen müssen zum Aufgabenkreis des Betreuers gehören und ausdrücklich benannt sein. Bei längerer oder regelmäßiger Fixierung ist zusätzlich die Genehmigung des Betreuungsgerichts nach § 1906 Abs. 4 BGB auch bei bereits Untergebrachten erforderlich.

1.8 Zwangsweise Unterbringung

Unter der zwangsweisen Unterbringung wird nach § 10 Abs. 2 PsychKG NRW die Verbringung und das Verbleiben einer Person gegen ihren Willen oder im Zustand der Willenlosigkeit in einem durch Überwachung oder andere Mittel geschlossenen Lebensraum verstanden. Die Unterbringungsgesetze anderer Bundesländer entsprechen im Wesentlichen den inhaltlichen Aspekten des PsychKG NRW (Nordrhein-Westfalen).

Nach dem PsychKG NRW darf ein Patient nur dann zwangsweise untergebracht werden, wenn eine psychische Krankheit (z. B. Psychose, Suchterkrankungen, Schwachsinn) vorliegt.

Von dieser Krankheit muss eine erhebliche Gefahr für andere (z. B. unkontrollierte Eskalation, Gewalttätigkeiten, Bedrohungen) oder für den Kranken selbst (z. B. Suizidgefahr, ernste Gefahr für Leben und Gesundheit) ausgehen.

Die Gefahr für andere oder den Betroffenen selbst darf nicht anders als durch eine zwangsweise Unterbringung abgewendet werden, also nur bei Erfolglosigkeit einer ambulanten Behandlung, Beratung u. Ä.

> **Merke**
>
> Alle Maßnahmen nach dem PsychKG NRW bedürfen eines *Antrags* der zuständigen Behörde.

Für eine zwangsweise Unterbringung sind die Betreuungsgerichte (Landesgerichte) zuständig. Den Antrag auf Unterbringung kann in der Regel nur eine bestimmte Behörde (z. B. die Polizei oder das Ordnungsamt) stellen, die auf Hinweis von Ärzten, Pflegenden oder Angehörigen tätig wird. Ein Arzt kann die Notwendigkeit einer sofortigen Unterbringung darlegen. Je nach Landesrecht ordnet die zuständige Behörde dann die sofortige geschlossene Unterbringung an. Vorausgesetzt wird in der Regel, dass ein ärztlicher Befund vorliegt, der nicht älter als vom Vortag ist. Ein richterlicher Beschluss ist unverzüglich nachzuholen. Sind dringende Gründe für die Annahme vorhanden, dass die Voraussetzungen für die Unterbringung vorliegen, so kann das Gericht die *einstweilige Unterbringung* bis zu einer Dauer von sechs Wochen (maximal verlängerbar bis drei Monate) anordnen, wenn bestimmte in den Landesgesetzen näher geregelte Voraussetzungen vorliegen.

Durch die Psychisch-Kranken-Gesetze der einzelnen Bundesländer werden mehrere Grundrechte des Betroffenen eingeschränkt:

Art. 2 Abs. 2 GG: Recht auf körperliche Unversehrtheit und Freiheit der Person
Art. 11 GG: Recht auf Freizügigkeit im ganzen Bundesgebiet
Art. 13 GG: Recht auf Unverletzlichkeit der Wohnung.

Unter bestimmten Voraussetzungen sind während der Unterbringung ärztliche Zwangsmaßnahmen gegen den Willen des Betroffenen erlaubt. Dabei kommen Fixierungen als Maßnahmen zur Gefahrenabwendung in Betracht. Es handelt sich um Zwangsmaßnahmen, die allein der Abwendung einer Gefahr für Leib und Leben des Untergebrachten oder seiner Umgebung dienen. Rechtsquellen für Gefahrenabwehrmaßnahmen sind die Verwaltungsvollstreckungsgesetze (VwVG) der Länder. Die Maßnahmen dürfen beispielsweise vorgenommen werden bei:

- Fluchtversuch oder Fluchtgefahr,
- Gefahr des Selbstmords oder der Selbstbeschädigung,
- der Gefahr, dass der Untergebrachte Vollzugsdienstkräfte (wie Ärzte, Pflegepersonal der Anstalt) aktiv angreift, sich ihnen passiv widersetzt oder Sachen von nicht geringem Wert beschädigt.

1.9 Minderjährige

Bei der Fixierung minderjähriger Pflegebedürftiger ist gemäß § 1631b BGB stets die Einwilligung beider Erziehungsberechtigten einzuholen. Für freiheitsentziehende Unterbringungen ist nach § 1631 b BGB zusätzlich die Genehmigung des Familiengerichts erforderlich.

> **Merke**
>
> Das Gericht hat die Genehmigung zurückzunehmen, wenn das Wohl des Kindes die Unterbringung nicht mehr erfordert.

Gesetz zur Einführung des familiengerichtlichen Genehmigungsverfahrens für FEM bei Kindern

Nach diesem Gesetz müssen seit dem 01.10.2017 die FEM vom Familiengericht (von der Abteilung des örtlichen Amtsgerichtes) genehmigt werden. Vorher durften dagegen allein die Eltern über FEM ihrer Kinder entscheiden. Da sich viele Eltern mit dieser Entscheidungsfindung genötigt fühlten/belastet waren, wird mit dem Genehmigungsvorgang jetzt ein weitaus besser reflektierter Umgang mit FEM geschaffen. Das Gesetz gilt für stationäre Einrichtungen, also nicht, wenn sich das Kind im elterlichen Haushalt aufhält. Dabei geht es nicht um Maßnahmen, die dem Kind in altersgerechter Weise die Freiheit entziehen, z. B. Hochstuhl, Laufstall, ebenso nicht um die Beförderung der Kinder zu einer Einrichtung.

Die Einholung der richterlichen Genehmigung erfolgt mittels eines formlosen Antrags (als »Eilantrag« deklariert). Für das Kind wird vom Familiengericht ein Verfahrensbeistand bestellt (auch »Anwalt des Kindes« genannt). Der Verfahrensbeistand hat die Aufgabe, die Interessen des Kindes zu vertreten. Zudem ist stets das Jugendgericht hinzuzuziehen. Es ist ein ärztliches Zeugnis über die persönliche Untersuchung und Befragung des Kindes vorzulegen. Der Richter muss das Kind anhören (in der Regel geschieht das in der Einrichtung), dazu werden auch die gesetzlichen Vertreter eingeladen.

1.10 Gefahr im Verzug

Bei Notwehr oder Notstand können die Pflegenden auch ohne vorherige schriftliche ärztliche Anordnung vorübergehend fixieren. Die schriftliche ärztliche Anordnung muss jedoch unverzüglich, also ohne schuldhaftes Zögern, nachgeholt werden. Gefahr im Verzug besteht so lange, wie ein Patient sich selbst oder andere in Gefahr bringt. Wenn davon auszugehen ist, dass der Patient aufgrund seines Krankheitszustands (z. B. Verwirrtheit) nicht einwilligen kann oder einwilligen würde, liegt ein rechtfertigender Notstand vor. Die Fixierung kann in diesem Fall (nur so lange die Gefahr im Verzug ist) ohne ärztliche Anordnung erfolgen, wenn das Einverständnis des Arztes (z. B. aus zeitlichen Gründen bei Neuaufnahmen) ausnahmsweise nicht vorher eingeholt wurde. Unverzüglich nach der Fixierung ist ein Arzt zu benachrichtigen. Das gilt auch für Zeiten, in denen es unpassend erscheint, den Arzt anzurufen. In der Praxis ist es fraglich, ob tatsächlich jede Pflegende z. B. um 3.30 Uhr in der Nacht den Arzt anruft, nachdem sie bei einem neuen Pflegebedürftigen (der keine mündliche Einwilligung gibt und bei dem keine schriftliche Einwilligung vorliegt) die Bettseitenteile hochgestellt hat. Entsprechend der rechtlichen Lage kann die Pflegende jedoch einen solchen erfüllten Straftatbestand der Freiheitsberaubung nicht allein verantworten. Sie sollte sich über die möglichen rechtlichen Konsequenzen im Klaren sein. Wird ein Pflegebedürftiger beispielsweise aufgrund seiner Fremdgefährdung in ein Zimmer eingeschlossen (fixiert) und daraufhin nicht der Arzt informiert, macht sich die Pflegende strafbar, wenn sie keine Hilfe leistet. Der eingeschlossene (fixierte) Patient könnte sich etwas antun (es besteht erhöhte Suizidgefahr). Insbesondere wegen der Strangulationsgefahr liegen auch Fixiergurte, nachdem die Gefahr im Verzug beseitigt wurde, nicht allein in der Eigenverantwortung der Pflegenden. Darum ist, sobald der Patient gesichert (fixiert) ist, der Arzt über die Fixierung zu informieren und die schriftliche ärztliche Anordnung unverzüglich, also ohne schuldhaftes Zögern, nachzuholen. Bei einer wiederkehrenden Fixierung (über 24 Stunden hinaus) ist der Arzt dafür zuständig, dass der Richter informiert wird, weil dann die richterliche Genehmigung erforderlich ist.

> **Merke**
>
> Bei klar erkennbarer und rechtskräftiger Einwilligung des Betroffenen ist keine richterliche Genehmigung erforderlich.

1.11 Ärztliche Anordnung

Das Freiheitsgrundrecht und der Verhältnismäßigkeitsgrundsatz fordern strenge Kriterien an die Rechtfertigung von Fixierungen als Ultima Ratio. Fixiergurte sind nur zulässig, wenn sie durch einen Arzt schriftlich angeordnet und überwacht werden. Nach Ablauf einer 24-Stunden-Frist oder bei regelmäßiger Fixierung (immer zur gleichen Zeit oder bei bestimmten wiederkehrenden Anlässen) ist spätestens eine richterliche Genehmigung erforderlich. Ausnahme: bei einer klar erkennbaren und rechtskräftigen Einwilligung des Pflegebedürftigen (▶ Kap. 1.6).

> **Merke**
>
> Eine Fixierung mit Gurten, stellt eine Freiheitsentziehung im Sinne von Art. 104 Abs. 2 GG dar und bedarf daher unverzüglich einer richterlichen Genehmigung (Richtervorbehalt!). Es sei denn, es handelt sich lediglich um eine kurzfristige Maßnahme.

Ärzte dürfen eine *Fixierung aller vier Extremitäten nur mit einer richterlichen Genehmigung* anordnen, wenn die Zwangsruhigstellung absehbar die Dauer von ungefähr einer halben Stunde überschreitet. In Fällen der 5-Punkt- und 7-Punkt-Fixierung müssen laut Bundesverfassungsgericht (2018) FEM grundsätzlich von einer *Eins-zu-Eins-Betreuung*/Sitzbereitschaft durch therapeutisches oder pflegerisches Personal begleitet werden! Hinzu kommt die Verpflichtung, die Betroffenen nach Beendigung der FEM auf die Möglichkeit hinzuweisen, die Zulässigkeit der durchgeführten Fixierung gerichtlich überprüfen zu lassen (BverfG 2018) (▶ Kap. 5.1).

FEM über *mehr als 24 Stunden* oder eine regelmäßige Fixierung bedürfen immer der Genehmigung des Betreuungsgerichts. Eine richterliche Genehmigung zur Unterbringung oder die ärztliche Anordnung sind kein Rechtfertigungsgrund!

Es ist nicht erlaubt, nach einer Fixierungsdauer von 23 Stunden die Fixierung zu lösen, um anschließend neu mit einer 24-Stunden-Regelung zu beginnen. Bei einer solchen (über 24 Stunden hinausgehenden) Fixierung handelt es sich um eine nach 24 Stunden *wiederkehrende Fixierung*, die entsprechend des Artikels 104 Abs. 2 des GG genehmigungspflichtig ist.

Der Pflegebedürftige kann mittels *Einwilligung* einer Fixierung zustimmen. Dies kann er jederzeit widerrufen. Wichtig ist es, Zeugen hinzuzuziehen und die Angelegenheit umfassend zu dokumentieren.

Notwehr und Notstand sind *keine dauernden Rechtfertigungsgründe* und legalisieren somit auch keine dauernde Fixierung.

Der Arzt muss die Fixierung in geeigneten Zeitabständen bezüglich ihrer Notwendigkeit und Fortdauer kontrollieren. Dabei soll eine voraussichtliche zeitliche Befristung festgelegt werden. Vermutet der Arzt, dass der Pflegebedürftige länger als 24 Stunden (Ausnahme s. o., in geschlossenen Einrichtungen: bei 5- und 7-Punkt bereits spätestens bereits nach 30 min!) fixiert werden soll, muss er sofort das Betreuungsgericht einschalten.

Wenn der Richter nicht sofort reagiert, gilt zunächst weiter das, was der Arzt angeordnet hat. Innerhalb der 24 Stunden muss sich der Arzt immer wieder von der Notwendigkeit der Fixierung überzeugen.

Bei *telefonischen Anordnungen* besteht die Gefahr von unverantwortlichen Missverständnissen. Sie sind daher rechtlich sehr bedenklich. Wenn ein Arzt eine telefonische Anordnung gibt, trägt er im Rechtsstreit zunächst das Risiko von Hör- und Übertragungsfehlern für das, was er (nur) fernmündlich angeordnet hat. Der Pflegeperson wird bei mündlichen (telefonischen) Anordnungen empfohlen, mitzuschreiben und die Anordnung noch während des Gesprächs mit dem Arzt zu kontrollieren. Die Pflegende sollte zur rechtlichen Absicherung auch dokumentieren, dass es sich um eine mündliche/vorgelesene und genehmigte (v. u. g.) bzw. um eine telefonische Anordnung (tA) des Arztes handelt.

Ähnlich problematisch wie fernmündliche Anordnungen sind Bedarfsanordnungen. Weil der Zeitpunkt nicht vom Arzt, sondern von der Pflegeperson zu treffen ist, kann diese bei durchgeführten Bedarfsanordnungen wegen eines sogenannten »Übernahmeverschuldens« haftbar gemacht werden. Die Pflegefachkraft hat auch hier die *Remonstrationspflicht*.

Kasten 3: Ärztliche Bescheinigung

Ärztliche Bescheinigung

für
Name: _____ Vorname: _____
geboren am: _____ wohnhaft in: _____
PLZ/Ort/Straße
Der/die Betroffene ist für die nachfolgende beschriebene Maßnahme:

☐ nicht einwilligungsfähig
☐ einwilligungsfähig

Folgende unterbringungsähnlichen Maßnahmen sind zum Wohle des/der Betroffenen erforderlich:

☐ Bettseitenteile
☐ Fixierung durch Beckengurt/Therapieplatte am (Roll-) Stuhl
☐ Fixierung durch Bauchgurt im Bett
☐ Einschluss im Stationsbereich mit gesicherten Außentüren
☐ Sedierung durch folgende Medikamente:

(Die angegebene Dosierung ist die höchstens erforderliche Menge.)
Die unterbringungsähnlichen Maßnahmen sind zum Wohle des/der Betroffenen erforderlich, weil folgende Erkrankung vorliegt:

_____
_____

Ohne diese Maßnahmen besteht die Gefahr, dass der/die Betroffene sich erheblichen gesundheitlichen Schaden zufügt. Es ist zu befürchten, dass er/sie:

☐ sich bei Stürzen nicht unerheblich verletzt
☐ sich entfernt und orientierungs- und hilflos wird
☐ wegen starker Unruhezustände erhebliche gesundheitliche Schäden erleidet

Die Maßnahme ist voraussichtlich:

☐ _____ Monate erforderlich
☐ länger als 1 Jahr erforderlich

Bei folgenden sonstigen ärztlichen Maßnahmen/Medikamentengaben (nur bei Medikamenten mit nicht ausgeschlossenen erheblichen gesundheitsschädigenden Nebenwirkungen oder erheblichem Suchtpotenzial):
_____
_____

besteht die begründete Gefahr, dass der/die Betroffene stirbt oder einen schweren und länger dauernden gesundheitlichen Schaden erleidet,

☐ nach ärztlichem Ermessen nicht!
☐ … weil _____
_____

_____   _____
Ort/Datum   Unterschrift und Stempel des Arztes

1.12 Richterliche Genehmigung

Voraussetzungen für den Antrag zur richterlichen Genehmigung von FEM sind:

- Nicht rechtskräftig einwilligungsfähiger Bewohner,
- gesetzlich bestellter Betreuer oder bevollmächtigte Person (notariell beurkundete Generalvollmacht),
- ärztliches Zeugnis über Gesundheitszustand der Person mit Diagnose(n),
- Anlass zur beabsichtigten Maßnahme,
- Angaben zur Unwirksamkeit versuchter Alternativen,
- fehlende Möglichkeiten für Alternativen,
- Art der beabsichtigten Maßnahme,

- voraussichtliche Dauer der Notwendigkeit der Maßnahme,
- Persönliche Anhörung des Betroffenen durch einen Richter.

Bei fehlender (bzw. bei einer rechtswidrigen) Einwilligung des Betroffenen oder des Betreuers ist im Falle einer Fixierung ggf. nach der »Gefahr in Verzug« und nach der unverzüglich herbeigeführten ärztlichen Anordnung eine richterliche Genehmigung erforderlich. Dies gilt also nur für fixierte Personen, die unter Betreuung stehen, und beim rechtfertigenden Notstand. Dieser erfasst nur kurzfristige Fixierungen und ermöglicht keine richterliche Genehmigung für längerfristige Fixierungen.

Nach Artikel 104 Abs. 2 GG gilt der Richtervorbehalt: »Über die Zulässigkeit und Fortdauer einer Freiheitsentziehung hat nur der Richter zu entscheiden [...]. Es ist eine richterliche Genehmigung vom zuständigen Betreuungsgericht erforderlich.«

Wie beschrieben, berechtigt eine richterliche Genehmigung zur geschlossenen Unterbringung nach dem Betreuungsgesetz nicht gleichzeitig auch zur Anwendung von freiheitsentziehenden Maßnahmen. Das bezieht sich auf sämtliche länderspezifische Verwaltungsvollstreckungsgesetze und auch der PsychKG, für die in allen Bundesländern das Betreuungsgericht zuständig ist. Es ist Aufgabe des Arztes, den Richter (das Betreuungsgericht) einzuschalten.

Die Kontaktaufnahme mit dem Gericht kann der Arzt auch an das Pflegepersonal delegieren. Damit verliert er aber nicht die Zuständigkeit für die Einschaltung des Gerichts. Die Pflegeperson hat den Dienstweg einzuhalten und kontaktiert (z. B. bei Auffälligkeiten wie dekubitusgefährdeten oder bereits dekubitusbefallenen Fersen bei Fußgelenkfixierungen) nie direkt den Richter, sondern immer zuerst den Arzt.

Der Richter oder ein Sachverständiger beurteilt in der Regel die Lage vor Ort (kommt in die Pflegeeinrichtung), besucht den Betroffenen und unterhält sich ggf. mit dem Pflegepersonal bzw. einer Bezugspflegeperson, die den Betroffenen am besten kennt und vorwiegend mit seiner Versorgung beauftragt ist. Nach den Gesprächen und Eindrücken erfolgt unter Berücksichtigung der gesetzlichen Grundlagen eine richterliche Genehmigung.

Merke

Richterliche Genehmigungen zur Fixierung eines Menschen sind im Allgemeinen »kann-« oder »soll«-Formulierungen. Die Pflegeperson »kann« oder »soll« entsprechend ihrer Fachlichkeit(!) den Betroffenen fixieren. Letztlich liegt die Entscheidung für oder gegen die Fixierung sowie die Durchführungsverantwortung immer bei der Pflegefachkraft. So darf die richterliche Genehmigung nicht als verpflichtende Fixierung missverstanden werden, der gehorsam und blind gefolgt wird! Die durchführende Pflegeperson muss entsprechend der jeweiligen Situation (individuell) handeln. Sie hat die Verpflichtung, den jeweiligen Zustand des Betroffenen zu beobachten und zu berücksichtigen. Dazu wird z. B.

> nicht wie bei der Übergabe über den Pflegebedürftigen, sondern direkt mit dem Pflegebedürftigen gesprochen. Darum werden Pflegeanamnese und Pflegevisite am Bett des Pflegedürftigen durchgeführt. Bei der Visite können die individuell tragbaren Entscheidungen über freiheitsberaubende Pflegemaßnahmen (auch bei demenziell erkrankten Menschen) im Sinne des Betroffenen am besten abgewogen und unüberlegte bzw. aus lauter unreflektierter Gehorsamkeit ausgeführte fixierende Maßnahmen vermieden werden. Jede Fixierung ist zunächst auszuprobieren und von allen Beteiligten (Pflegebedürftige und Pflegeteam) kritisch zu beurteilen.

Eine ausgiebige Dokumentation der Fixierung ist aus Beweisgründen unbedingt erforderlich. Die Pflegeperson muss ihre Fachlichkeit transparent machen. Für die Dauer der Fixierung muss der Patient durch die Pflegenden in besonderer Weise beobachtet und betreut werden. Aus Beweisgründen ist immer ein Fixierungsprotokoll zu führen.

Aus der richterlichen Genehmigung geht genau hervor, welche Fixierung erfolgen darf. Wenn beispielsweise lediglich der Bauchgurt genehmigt wird, darf nichts weiter fixiert werden als der Bauch des Betroffenen. Eine erforderliche Fixierung der Hand- und/oder Fußgelenke müsste ggf. (über den Arzt) neu beantragt werden. Als Grundsatz gilt: Bei jeder Fixierung ist dasjenige Mittel einzusetzen, das die Bewegungsfreiheit am wenigsten einschränkt.

> **Merke**
>
> Die schriftliche Anordnung des Arztes sowie die richterliche Verfügung müssen die voraussichtliche Dauer, die Art und den Umfang der Fixierung (z. B. Bauchgurt oder diagonale Drei-Punkt-Fixierung) sowie die Begründung der Zwangsmaßnahmen enthalten.

2 Auswirkungen und Anforderungen

2.1 Auswirkungen von FEM

In der Praxis zeigt sich häufig, dass eine Fixierung viele immobile Menschen vermeintlich aktiviert. Durch die Freiheitseinschränkung fühlt sich der Fixierte eingeengt. Er kann in dieser scheinbaren Notlage große Kräfte zur Überwindung der Einengung entwickeln. Besonders bei demenziell erkrankten Personen, die die Erfordernis des Gurtes kaum oder gar nicht verstehen können, kommt es zu herausfordernden Verhaltensweisen. Die Bewegungen in der mechanischen Fixierung sind aus dekubitusprophylaktischer Sicht sehr nachteilig, da in der Regel hohe Scher- und Reibungskräfte auftreten, die den Hautzustand und die physiologische Durchblutung irritieren und somit einen Dekubitus begünstigen. Zudem kann die passive Positionierung in Fixiergurten Kontrakturen, Thrombosen oder eine Pneumonie begünstigen.

Mechanische Fixierungen haben einen großen Ressourcenverlust des Betroffenen zur Folge. Soll sich ein demenziell erkrankter Pflegebedürftiger zwecks aktivierender Pflege selbst das Nachthemd zuknöpfen, um die Feinmotorik seiner Finger zu trainieren und zu erhalten, ist es fraglich, was dieser z. B. von dem Verschlussknopf eines Bauchgurtes denkt. Vielleicht hält er ihn für einen seniorengerechten Knopf und wundert sich, dass er ihn nicht losknöpfen kann. Der Knopf ist in der Regel schwarz und daher gut auf dem weißen Bettbezug zu erkennen. Manche Pflegebedürftige halten ihn für die Klingel. Mit der Absicht, die Rufanlage zu aktivieren, drücken sie auf den Knopf und können dann nur resigniert feststellen, dass die vermeintliche »Rufanlage« nicht funktioniert. Die Assoziationen, die bei der Verwendung von Fixierungen hervorgerufen werden, können insbesondere herausfordernde Verhaltensweisen, Eskalationen sowie neurotische und psychotische Krankheitssymptome (Angst und Halluzinationen) verschlimmern. So kann ein Bauchgurt z. B. als »Schlange« betrachtet werden, die dem Betroffenen den Bauch zuschnürt. Herausfordernde Verhaltensweisen werden darüber hinaus durch die Erinnerung an eine sanktionierende »Zwangsjacke« sowie durch Bettgitterstäbe ausgelöst und verstärkt. Der Ressourcenverlust beeinträchtigt in der Folge das Selbstwertgefühl des Betroffenen. Fixiergurte sind keine Modeartikel, sondern relativ tabu und möglichst zu verstecken. Wenn Angehörige erstmalig beispielsweise mit einer angebrachten Schulterhalterung bei ihrem Pflegebedürftigen konfrontiert werden, sind sie entsprechend erschrocken. Auch der Betroffene selbst wird es, sofern er es kann, nicht wollen, dass er so von seinen Angehörigen, seinen Freunden und Bekannten gesehen wird (sozialer Rückzug).

Aufgrund solcher Auswirkungen lautet der Grundsatz der humanen Fixierung: »So viel Bewegung wie möglich, so wenig Fixierung wie nötig.« Er lässt sich am besten mit der flexiblen Fixierung einer Hand verdeutlichen. So wird bei einer erforderlichen Fixierung nach Abklärung der rechtlichen Aspekte die Hand nach Möglichkeit »nur« so fest fixiert, wie es nötig ist. Es wird überlegt, ob eine Fixierung der Handhaltung »nur« am Bettrahmen ausreicht. Damit hätte der Betroffene mit dieser Hand und mit diesem Arm noch eine relative Bewegungsfreiheit. Angenommen, dass er sich aber z. B. einen transurethralen Blasenverweilkatheter ziehen könnte, wäre die stets zu ermöglichende Bewegungsfreiheit fachlich nicht mehr haltbar, und das betroffene Handgelenk müsste »strenger« fixiert werden. Dazu könnte die Handhaltung durch eine am Bauchgurt vorhandene Schlaufe gezogen und entsprechend fixiert werden. Mittels einer solchen Fixierung ist die Bewegungsfreiheit dann sehr eingeschränkt. Erforderlich ist hier eine besonders strenge Indikationsstellung.

> **Merke**
>
> Nur wenn die Gefahr nicht anders abwendbar ist, ist die Fixierung gerechtfertigt. Die Art der durchgeführten Fixierung muss angemessen sein und darf nicht übertrieben und unnötig erfolgen (Grundsatz der Verhältnismäßigkeit). Hat z. B. ein fixierter sturzgefährdeter Bettlägeriger Besuch von seinen Angehörigen, müsste er während dieser Zeit nicht fixiert werden. Die Angehörigen melden es über die Rufanlage, wenn sie ihren Besuch beenden wollen, weil ohne Beaufsichtigung die Gefahr wieder erhöht ist, dass der Betroffene aus dem Bett fällt. Die Pflegenden müssen dies zur rechtlichen Absicherung dokumentieren!

Fixierungen können u. a. erlebt werden als:

- Demütigung,
- Bloßstellung,
- Ruhigstellung,
- Bedrohung und/oder
- Ausgeliefertsein,

aber auch als

- Beruhigung, Entlastung,
- sichernde Zuwendung und/oder
- Geborgenheit.

Aufgrund dieser ambivalenten Emotionen muss eine Fixierung stets das letzte Mittel der Wahl sein und gründlich überdacht und reflektiert werden.

Eine einmal angeordnete und richterlich genehmigte Fixierung ist von vorneherein zeitlich zu begrenzen sowie jederzeit neu zu hinterfragen. Ausgedrückt in der Pflegefachsprache ist eine Fixierung niemals das Pflegeziel, sondern ein aktuelles Pflegeproblem, das bei der Pflegevisite thematisiert und im Pflegeprozess bearbeitet werden muss.

Merke

Um eine Fixierung als Ultima Ratio human vorzunehmen, darf der Betroffene während dieser Zwangsmaßnahme nicht allein gelassen werden. Sie muss möglichst dienstzimmernah untergebracht sein und engmaschig kontrolliert werden. Die erforderlichen zeitlichen Abstände der Kontrolle legt die Pflegefachkraft fest und meldet der Pflegeleitung direkt, wenn sich die erforderliche Betreuung des Fixierten personalbedingt nicht umsetzen lässt. Bei 5-Punkt-Fixierung oder mehr müssen gemäß BverfG (2018) eine richterliche Genehmigung binnen 30 Minuten sowie eine kontinuierliche *Sitzbereitschaft (Eins-zu-Eins-Betreuung)* durch therapeutisches oder pflegerisches Personal gewährleistet sein (▶ Kap. 5.1). Neben diesen Vorschriften ist die Kommunikation mit dem Betroffenen ebenso bedeutsam.

Bei Fixierungen muss immer beachtet werden, dass der Betroffene durch die Fixierung immobil »gemacht« und die Durchblutung beeinträchtigt werden kann. Im Vordergrund stehen daher folgende potenzielle Pflegeprobleme aufgrund einer Fixierung:

- Dekubitusgefahr,
- Kontrakturgefahr,
- Thrombo-Emboliegefahr,
- Pneumoniegefahr,
- Obstipationsgefahr,
- Dehydrierungsgefahr,
- Desorientierungsgefahr,
- Isolationsgefahr.

Außerdem ist der Betroffene häufig durch eine nicht sachgemäße Fixierung gefährdet. Schließlich ist die »Übungsfrequenz« niedrig, wenn Fixierungen richtigerweise als Ultima Ratio betrachtet und nur in begründeten Fällen angewandt werden. Auch die Zeitnot in Akutsituationen trägt dazu bei, dass Fehler im Umgang mit Fixierungen auftreten können. Keinesfalls vergessen werden dürfen die psychische Situation des Betroffenen sowie dessen Aktivierung und besonders die Berücksichtigung seines (ohnehin häufig z. B. aufgrund des Altenheimeinzugs bereits eingeschränkten) Selbstwertgefühls. Die im Pflegeleitbild formulierten Aussagen zur Lebensqualität der Pflegebedürftigen, wie »bei uns steht der Bewohner im Mittelpunkt«, widersprechen deutlich dem Gefühl, angebunden, abgestellt und zum Dahindämmern verurteilt zu sein.

Eine Fixierung ist für den Pflegebedürftigen eine Einschränkung seiner Freiheit und schafft somit Misstrauen gegenüber den Pflegepersonen. Ein langsam und mühevoll aufgebautes Selbstvertrauen des Patienten sowie dessen Vertrauen zur Pflegeperson kann infolge einer Fixierung als Pflegemaßnahme komplett zerstört werden. Die Voraussetzungen für eine humane und vertrauensvolle Pflege sind die Kenntnis und die konsequente Beachtung der rechtlichen Lage sowie die begründete Indikation und die richtige Anwendung der Fixierung. Unstimmigkeiten führen zu Unzufriedenheit beim verantwortlichen Pflegepersonal, die im Berufsalltag oft unbewusst wahrgenommen wird und (unbeabsichtigt) auf den Patienten übertragen werden kann. Ein gewaltarmer Stil erfordern vom Pflegeteam (vorbildliche) Umgangsformen, die von Offenheit, Akzeptanz und gegenseitigem Respekt geprägt sind. Damit kann Frustrationen aufseiten der Patienten und des Pflegepersonals entgegengewirkt werden.

2.2 Anforderungen an FEM

2.2.1 Verantwortungsvolle Pflege und Betreuung

Nach dem humanistischen Menschenbild, das in vielen Pflegeleitbildern Berücksichtigung findet, kann sich die Pflege nicht auf reine Rationalität beschränken. Dort, wo der Mensch ins Spiel kommt, kann Sachlichkeit unmenschlich werden. Professionelle Pflege verbindet Sachlichkeit mit Menschlichkeit. Dabei tragen die Pflegepersonen eine große Verantwortung, weil jemand von ihrem Tun und Lassen betroffen ist. Das ist beim Anlegen von Fixiergurten besonders extrem. Die Betroffenen sind oft ohnmächtig der Macht der Pflegeperson ausgeliefert, die sich darüber bewusst sein muss, dass diese Macht legitim und verantwortbar sein muss. Verantwortung tragen bedeutet, zum Wohle eines andern und der Gemeinschaft bewusst mit dem eigenen Wissen und Können umzugehen. Insbesondere die Lebensaktivität »Für Sicherheit sorgen« meint diese verantwortungsvolle Sorge für den Pflegebedürftigen. Mit diesem Grundbegriff der medizinischen Ethik soll das medizinische Personal das Wohlbefinden des Menschen in den Vordergrund stellen und Schaden von ihm abwenden. Nach Schwester Juchli ist Verantwortung die Bereitschaft zum Antworten auf physische und psychische Bedürfnisse des Menschen und unterstreicht das ganzheitlich humanistische Menschenbild.

Wesentliche Merkmale der Verantwortungsfähigkeit sind:

- Ausgeprägte Sach- und Fachkompetenz,
- bewusster Umgang mit der Rolle als Pflegeperson,

- eigene und fremde Interessen gegeneinander abwägen und in Einklang bringen,
- sich selbst gegenüber verantwortlich sein,
- andere so behandeln, wie man selbst behandelt werden möchte,
- zu den eigenen Fehlern stehen,
- den Alltag reflektieren, immer zunächst das Positive und dann konstruktive und verbesserungswürdige Aspekte herausstellen.

Die Pflegefachkraft ist als Persönlichkeit (als Mensch) gefordert. Sie ist auch Vorbild für die Pflegebedürftigen, indem sie Ruhe, Sicherheit, Zuversicht und Hoffnung sowie Selbstbeherrschung und Taktgefühl vermittelt. Sie trägt Verantwortung für das, was sie sich vertraut gemacht hat. Ganzheitliche Pflege ist eine Pflege und auch eine Betreuung, die die körperlichen, seelischen, geistigen und sozialen Bedürfnisse des Menschen als Ganzes betrachtet. Der einzelne Pflegebedürftige darf nicht als Objekt betrachtet werden. Oft stehen Rationalisierung und Bürokratisierung der Individualisierung entgegen. Pflegequalität erfordert die Güte der pflegerischen Leistung, also eine Begründung der pflegerischen Handlung und feste Wertmaßstäbe der Pflegefachkraft, um dem Klienten in angemessener Weise gegenüber zu treten. Die innere Einstellung muss stimmen. »Was du nicht willst, das man dir tut, das füg' auch keinem andern zu.« Gepflegt wird kein Holz, kein Metall und auch kein Stein, sondern ein Mensch. In Pflegeleitbildern ist dann zu lesen: »Im Mittelpunkt steht die Menschlichkeit.« Nach § 1 GG gilt: »Die Würde des Menschen ist unantastbar ...!«.

Der Erwerb einer verantwortungsbewussten Haltung für den Pflegeberuf kann nicht im Schnellkurs erfolgen. Die Qualität der Pflege und Betreuung hängt sehr von der Beziehungsqualität zwischen der Pflegeperson und des Pflegebedürftigen und ihrer Interaktion ab. Beide werden in ihren Wahrnehmungen von verschiedenen Faktoren beeinflusst. Sie können in der gegenwärtigen Situation liegen oder aus der persönlichen Lebensgeschichte stammen. Die Schaffung einer Atmosphäre, die die Interventionen wirksam werden lässt, liegt im eigenständigen Handlungsbereich der Pflegefachkraft: Sie ist dafür verantwortlich. Die Qualität einer Pflegeeinrichtung ist abhängig davon, in welchem Grad sich jeder Einzelne und das ganze Pflegeteam ihres Tuns bewusst sind, wie sie zwischenmenschliche Beziehungen wahrnehmen und bereit sind, sich selbst und ihre Arbeitsweise zu verändern und weiterzuentwickeln. So hat das Pflegeverständnis des Pflegepersonals direkte Auswirkungen auf das Befinden des Pflegebedürftigen. Dieser Verantwortung muss sich jede Pflegefachkraft das ganze Berufsleben lang jeden Tag neu stellen und darf sich nicht darauf ausruhen, wenn die Strukturqualität (z. B. Zeitmangel, fehlendes Material) eine optimale Pflege nicht zulässt. Ein *Ethik-Komitee* trägt in den Pflegeeinrichtungen interdisziplinär durch Beratung dazu bei, moralische Werte wie Verantwortung und Selbstbestimmung in den Instituten zu prägen. In Fragen zu FEM muss das Ehtik-Komitee stets direkt eingebunden werden.

2.2.2 Anforderungen des BfArM an Bauchfixiergurte

Im Zeitraum zwischen Januar 1999 und Januar 2004 hat das Bundesinstitut für Arzneimittel und Medizinprodukte (BfArM) 30 Todesfälle im Zusammenhang mit Fixiergurten (davon 29 Fälle in Deutschland und ein Fall in Österreich) ausgewertet (BfArM 2004). Dabei handelte es sich in elf Fällen um Kliniken und Krankenhäuser sowie in 18 Fällen um Alten- bzw. Pflegeheime und bei einem Fall um einen Privathaushalt. In einigen Fällen waren keine gültigen Dokumente vorhanden. Die Zeitspanne zwischen dem Auffinden des verstorbenen Patienten und der letzten Kontrolle lag bei den recherchierten Fällen zwischen 30 Minuten und 14,5 Stunden (in einem Privathaushalt). Der Durchschnittswert dieser Zeitspanne beträgt 2,5 Stunden, wobei die Werte in einigen Fällen nicht zu ermitteln waren. Betroffene waren vorwiegend alte und gebrechliche Menschen, kachektische, adipöse, aber auch Normalgewichtige. Indikationen der Fixierung waren meist Kombinationen aus motorischer Unruhe und Sturzgefahr durch Defizite in der Motorik oder durch vorhandene Verletzungen sowie alters- oder krankheitsbedingter Verwirrtheit. In wenigen Fällen zeigten die betroffenen Patienten herausfordernde Verhaltensweisen.

Alle tot aufgefundenen Patienten hatten das Bett ganz oder teilweise verlassen. Mit einer Ausnahme konnten die Fundsituationen aufgrund ihrer Ähnlichkeit in vier typische Positionen eingeteilt werden:

- Halbsitzende Position (elf Fälle): Der Rücken war an das Bett gelehnt.
- Hängende Position (sieben Fälle): Kopf und Beine befanden sich in Tieflage, die Taille war im Bauchgurt auf Betthöhe fixiert.
- Kniende Position (sechs Fälle): Der Oberkörper befand sich bauchwärts auf der Liegefläche des Bettes oder war bauchwärts an das Bett gelehnt.
- Kopftieflage (fünf Fälle): Die Patienten lagen mit dem Rumpf auf dem Bett oder dem Seitengitter auf, der Kopf hing in Tieflage nach unten.

Aufgrund bestehender Grunderkrankungen war die Todesursache nicht immer eindeutig zu klären. Dennoch konnten bezüglich dieser vier Auffindepositionen zwei unterschiedliche Todesursachen festgestellt werden:

1. Bei der halbsitzenden und der knienden Position war der Gurt häufig in den Thoraxbereich gerutscht, so dass der Tod meist durch Blut- und Sauerstoffminderversorgung des Körpers erfolgte (mindestens elf von insgesamt 17 Fällen mit diesen Fundpositionen).
2. Bei der hängenden Position und in Kopftieflage stand der Tod im Zusammenhang mit Herz-Kreislaufversagen oder Aspiration (mindestens sechs von insgesamt zwölf Fällen mit diesen Fundpositionen).

In der überwiegenden Zahl der Fälle waren die Seitenbefestigungen (Rückhaltegurte) nicht vorhanden. In sieben Fällen war zum Unfallzeitpunkt nachweislich ein durchgehendes Bettseitenteil hochgestellt. In vier dieser Fälle besteht jedoch der Verdacht, dass die Bettseitenteile nicht den aktuellen Anforderungen der Normen DIN EN 60601-2-38 und DIN EN 1970 entsprachen. Lediglich für eines dieser Vorkommnisse konnte die Normkonformität des Gitters explizit bestätigt werden. In acht Fällen wurden unterteilte Seitengitter verwendet, wobei in zwei dieser Fälle der fußseitige Anteil des Gitters nicht hochgestellt war. Die Patienten konnten somit durch die Gitterteilung oder am fußseitigen Ende aus dem Bett gelangen. In zwölf Fällen waren zum Unfallzeitpunkt keine Seitengitter angebracht. (▶ Tab. 1).

Tab. 1: Unfallfolgen im Hinblick auf die Seitenbefestigungen (Rückhaltegurte) (BfArM 2004)

Rückhaltegurte	Zum Unfallzeitpunkt *durchgehende* Seitenteile hochgestellt	Zum Unfallzeitpunkt *unterteilte* Seitenteile hochgestellt	Zum Unfallzeitpunkt *keine* Seitenteile vorhanden	Keine Angaben zum Seitenteil
Seitenbefestigungen* angelegt	0	0	1	0
Keine Seitenbefestigungen* angelegt	6	7	11	2
Keine Angaben zu Seitenbefestigungen*	1	1	0	1

* andere Bezeichnung für Rückhaltevorrichtungen(-riemen), geändert durch den Autor.

Folgende produktbezogene Gegebenheiten haben sich bei den recherchierten Fällen als kritisch herausgestellt:

- Die Patienten konnten seitwärts aus dem Bett gelangen. Alle tot aufgefundenen Patienten hatten das Bett ganz oder teilweise verlassen.
- Die Bauchgurte konnten sich teilweise von der Taille in den Bereich des Thorax verlagern, sodass es zu Behinderung der Atmung kam.
- Das System war überwiegend nicht korrekt angewendet.

Das Risiko einer Seitwärtsverlagerung des fixierten Patienten über die Bettkante hinaus kann bei den betroffenen Produkten durch Nutzung der Seitenbefestigungen und normkonformer durchgehender Bettseitenteile verringert werden. Geteilte Bettseitenteile bergen aufgrund von Unterteilungen und/oder Öffnungen die Gefahr, dass der Patient eine Durchschlüpfmöglichkeit hat und so über die Bettkante gelangen kann (BfArM 2004). Das Verrutschen des Gurtsystems in den Thoraxbereich mit der Gefahr der Strangulation ist nach Ansicht des BfArM durch konstruktive Änderungen zu unterbinden, wobei wahrscheinlich von der reinen »Gurtform« Abstand genommen werden muss. Seitliche Rückhaltevorrichtungen, die einem

Verlagern der Patienten in den Bereich der Bettkante vorbeugen, sollen nach Ansicht des BfArM bei diesen neuen Produkten ebenfalls vorhanden sein, um die beschriebenen lagebedingten Unfälle zu verhindern. Durch Information der Anwender soll ein sachgerechter Umgang mit den Fixiergurten erreicht werden.

Auch nach den ersten Empfehlungen von 2004 aus wissenschaftlichen Ausarbeitungen des BfArM zu Maßnahmen zu Bauchgurt-Fixierungssystemen bei der Anwendung in Kranken- und Pflegebetten sind noch weiterhin Vorkommnisse bekannt geworden, bei denen Patienten im Bauchgurt hängend tot vor ihren Betten aufgefunden wurden. Die Risiken liegen insbesondere in der Verlagerung des Patienten in eine hängende Position und im Verrutschen des Bauchgurtes im Bereich von Brustkorb oder Hals. Die Gurte waren von der Taille bis in den Bereich von Oberbauch, Brust oder Hals gerutscht, die Patienten konnten sich aus dieser Lage nicht befreien und kamen zu Tode. Im Dezember 2003 hat das BfArM unter anderen folgende Empfehlungen für Bauchgurte, mit denen Patienten im Bett fixiert werden, ausgesprochen (BfArM 2004):

Zur Verbesserung der Sicherheit von Fixierungssystemen und ihrer Anwendung in Kranken- und Pflegebetten empfiehlt das BfArM folgende Maßnahmen:

- Bauchgurte, die keine seitlichen Rückhaltevorrichtungen (Riemen) haben oder bei denen die zugehörigen Vorrichtungen separat beiliegend geliefert wurden, sind zurückzurufen oder dauerhaft und fest mit am Bauchgurt angebrachten Vorrichtungen nachzurüsten.
- Bauchgurte zur Patientenfixierung sind am Bett derart anzubringen, dass ein Verrutschen in den Thoraxbereich sicher verhindert wird. Am Bauchgurt integrierte seitliche Rückhaltevorrichtungen sind beizubehalten.
- Die Patientenfixierung darf nur in Betten mit durchgehenden Seitengittern erfolgen. Die Gitter sind hochzustellen.
- Die Patientenfixierung darf nur durch das Personal, das im Umgang mit dem Produkt geschult wurde, durchgeführt werden.
- Die Anwender sind über die Produkte sowie über das korrekte Anlegen der Fixiergurte zu informieren, um eine fachgerechte Durchführung der Fixierung sicherzustellen.

Die Empfehlungen sollen einer Seitwärtsverlagerung des im Bett fixierten Patienten über die Bettkante hinaus vorbeugen und verhindern, dass sich der Bauchgurt in den Bereich des Thorax verlagern kann. Sie sind keinesfalls derart zu interpretieren, dass bei deren Umsetzung weitere notwendige Schritte für eine sichere Fixierung des betreffenden Patienten, wie regelmäßige Kontrolle, niedrige Betthöhe, Umlagerungen etc., unterbleiben können. Das BfArM weist darauf hin, dass das Anlegen von Fixierungen grundsätzlich nach den Anweisungen und Auflagen der genehmigenden oder anordnenden Instanz und nach den Bestimmungen der Länder sowie nach den Anwendungsvorgaben des Herstellers zu erfolgen hat. Zu Fragen, wie individuelle Patienten mit speziellen Krankheitsbildern im Einzelfall zu fixieren sind, kann das BfArM keine Aussage machen. Beachtet werden sollten nach Ansicht des BfArM grundsätzlich die geeignete Auswahl der Fixierung entsprechend dem Krankheitsbild der jeweiligen Patienten, die Abklärung von alternativen Maßnahmen gegenüber einer Fixierung sowie sicherheitsbezogene Begleitmaßnahmen (z. B. niedrige Betthöhe, Sitzbereitschaft). Diese Aspekte wären mit dem verschreibenden Arzt bzw. der genehmigenden Instanz abzuklären.

Die vom BfArM ausgewerteten Fälle und die daraus abgeleiteten Empfehlungen beziehen sich ausschließlich auf Bauchgurte zur Patientenfixierung im Bett. In der Mehrzahl der dem BfArM bekannten Fälle war keine durchgehende Barriere gegen seitliches Herausfallen aus dem Bett vorhanden, ebenso waren in den meisten der registrierten Vorkommnisse die seitlichen Rückhaltevorrichtungen nicht angelegt. Bei keinem der Vorkommnisse konnte die geforderte Kombination von durchgehender seitlicher Barriere und seitlichen Rückhaltevorrichtungen nachgewiesen werden. Diese Beobachtung deckt sich mit den Ergebnissen aus dem Gutachten von Prof. Dr. Boennick (2001) und den von I. Pedal et al. (1996) beschriebenen Fällen und den daraus bezogenen Schlüssen. Nach Auffassung des BfArM müssen seitliche Rückhaltevorrichtungen sicherheitsbedingt bereits ein integrierter Bestandteil des Bauchgurtes sein und dürfen nicht erst eine Zusatzoption, z. B. für einen höheren Grad der Fixierung, darstellen. Ein Bauchgurt ohne seitliche Rückhaltevorrichtungen beinhaltet auch für kooperative Patienten die Gefahr, über die Bettkante zu gelangen und im Gurt zu Tode zu kommen. Auch mit seitlichen Rückhaltevorrichtungen ist eine Positionierung durch das Pflegepersonal in Seitenlage möglich.

Das BfArM kommt danach zu folgender Bewertung:

1. Bauchgurte zur Patientenfixierung im Bett haben konstruktiv sicherzustellen, dass sie sich nicht von der Taille aus weiter kopfwärts verlagern können (▶ Kap. 4.5.2, Hindurchrutschschutz).
Zudem hat die Gurtkonstruktion auch eine Verlagerung des Patienten über die Bettkante hinaus zu verhindern (▶ Kap. 4.5.2, Übersteigschutz).
2. Fixiergurte, welche diese Eigenschaften nicht aufweisen, sind nicht mehr anzuwenden oder sind entsprechend nachzurüsten.
3. Für die Durchsetzung und Überwachung der Maßnahmen sind nach dem deutschen Medizinprodukterecht die Landesbehörden zuständig.
4. Die Kontrolle der Umsetzung der Maßnahmen sowie die Überwachung von Betreibern und Einrichtungen erfolgen nach dem deutschen Medizinprodukterecht ebenfalls durch die Landesbehörden. Fragen zur Maßnahmenumsetzung und zur Anwendung sind daher mit der jeweils lokal zuständigen Aufsichtsbehörde zu klären.

Das BfArM betont, dass diese Empfehlungen nicht auf Fixierungen als Sturzprophylaxe abzielen.

Bei den bekannt gewordenen Vorkommnissen, ging es um Pflegebedürftige, die mit einem Bauchgurt im Bett fixiert waren und tot vor ihren Betten aufgefunden wurden. Öffentlich wurden die Todesfälle im Zusammenhang mit Fixiergurten zum überwiegenden Teil aus polizeiinternen oder staatsanwaltschaftlichen Unterlagen.

Die betroffenen Gurtsysteme bestehen aus einem Bettfixiergurt, der quer über die Matratze verläuft. An diesem ist der Bauchgurt befestigt, der dem Pflegebedürftigen um die Taille geschlossen wird. Bei korrekter Anwendung wird der Bauchgurt rechts und links durch zwei weitere Gurte, den so genannten Rückhaltegurten (oder Seitenbefestigungen), mit dem Bettfixiergurt straff verbunden, um ein seitliches Herausfallen aus dem Bett zu verhindern. Die durchgehenden Seitenteile des Bettes sind beide hochzustellen.

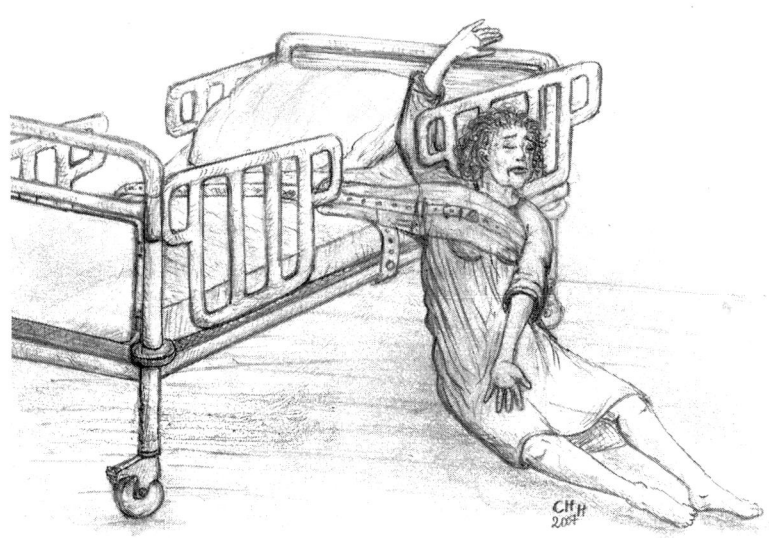

Abb. 2: Strangulationsgefahr (Zeichnung: Christian Horstmann)

> **Merke**
>
> Mangelhafte Fixiersysteme, welche z. B. die vom BfArM geforderten Merkmale nicht aufweisen, dürfen gemäß §11 Medizinprodukterecht-Durchführungsgesetz (MPDG) nicht angewendet werden, da sie die Patienten, Beschäftigte oder Dritte gefährden können. Der §92 MPDG Strafvorschriften schreibt hier eine Freiheitsstrafe von bis zu drei Jahren oder eine Geldstrafe vor. Der Versuch ist strafbar. Das *Medizinproduktegesetz (MPG)* wurde zur EU-weiten Anpassung für alle Produkte (bis auf In-vitro-Diagnostika, für die es übergangsweise noch bis Mai 2022 gültig ist) am 26. Mai 2021 durch das *Medizinprodukterecht-Durchführungsgesetz (MPDG)* abgelöst. Die neue Medizinprodukte-Anwendermelde- und

2 Auswirkungen und Anforderungen

> Informationsverordnung (MPAMIV) ersetzt bereits seit Mai 2021 die bisherige *Medizinprodukte-Sicherheitsplanverordnung (MPSV)* hinsichtlich Vorkommnis-Meldungen für Medizinprodukte. Betreiber und Anwender sind danach verpflichtet, an korrektiven Maßnahmen mitzuwirken. Das Ziel besteht darin, Risiken für Patienten, Anwender und ggf. Dritte dadurch bestmöglich zu minimieren, dass die Hersteller und Aufsichtsbehörden auf diese Risiken so schnell und angemessen wie möglich reagieren.

3 Begrenzung von FEM

3.1 Werdenfelser Weg

Der Name »Werdenfelser Weg« bezieht sich auf die oberbayerische Region Werdenfelser Land, bzw. auf das Landgericht Werdenfels als Ursprungsort dieser Initiative von Herrn Dr. jur. Sebastian Kirsch (Amtsrichter im Landkreis Garmisch-Partenkirchen und dem Leiter der örtlichen Betreuungsbehörde Herrn Josef Wassermann). Es handelt sich um eine bereits seit 2010 bundesweit wachsende Initiative mit verfahrensrechtlichem Ansatz im Rahmen des geltenden Betreuungsrechts, um die Anwendung von FEM wie Bauchgurte, Vorsatztische und Bettseitenteile zu begrenzen. Mit spezialisierten Verfahrenspflegern, die sowohl über rechtliche als auch über pflegefachliche Kenntnisse verfügen, hat die Initiative bereits zu einer erheblichen Reduzierung von FEM beigetragen (vgl. Werdenfelser Weg 2022).

Wenn es aufgrund einer Krankheit eines Betroffenen zur Wahrnehmung seiner Interessen erforderlich ist, (▶ Kap. 6.5, § 317 Abs. 1 FamFG) hat das Gericht für den Betroffenen in dem Verfahren über die Genehmigung des Einsatzes von FEM einen Verfahrenspfleger zu bestellen. Dieser soll den Betroffenen unterstützen, seine Rechte wahrzunehmen und dafür sorgen, dass diese Belange hinreichend Gehör finden. Er vertritt die objektiven Interessen des Betroffenen, ist dabei an keinerlei Weisungen gebunden und an allen Verfahrenshandlungen des Gerichts zu beteiligen. Er hat das Recht auf Akteneinsicht und auf Anwesenheit bei Anhörungsterminen.

Der Verfahrenspfleger klärt, ob die FEM überhaupt eine freiheitsentziehende Wirkung entfaltet. Das setzt unter anderem voraus, dass der Betroffene die Fähigkeit und den natürlichen Willen hat, das Bett bzw. den Sitzplatz aus eigener Kraft zu verlassen. Bei Bewegungsunfähigkeit liegt keine freiheitsentziehende Wirkung vor. Geht es nur darum, ein passives Herausfallen bzw. Herausrutschen zu verhindern oder vollzieht der Betroffene nur unwillkürliche, reflexhafte und nicht willensgesteuerte Bewegungen, dann liegt eine Freiheitsziehung nicht vor und die FEM bedarf nicht der richterlichen Genehmigung.

Zudem erörtert der Verfahrenspfleger im gerichtlichen Auftrag mit der Einrichtung, den Angehörigen und soweit möglich auch mit dem Betroffenen, ob alle Vermeidungsstrategien für Fixierungen ausgeschöpft sind. Er klärt beispielsweise, ob die FEM etwa mit Niederflurbetten, Schutzkleidung oder Bewegungsmeldern vermieden werden kann. Gemeinsam mit allen

Beteiligten wir eine Beurteilung der Risiken erarbeitet, um Fixierungen weitestmöglich zu vermeiden und Pflegenden Handlungssicherheit in haftungsrechtlicher Hinsicht zu vermitteln. Dies gilt insbesondere auch für Fälle, in denen vor dem Hintergrund der Menschenwürde und Selbstbestimmung hinnehmbare Risiken verbleiben. Der Verfahrenspfleger soll im Gespräch mit den Mitarbeitern der Pflegeeinrichtung abklären und in einer Stellungnahme gegenüber dem Gericht mitteilen, ob mildere Mittel zur Abwendung der Gefährdung in Erwägung gezogen und ausprobiert wurden. Als solche kommen z. B. die Nutzung eines Niederflurbettes, die Verwendung von Hüftprotektoren oder einer Kontakt- und Klingelmatte, einer Lichtschranke, die ein Verlassen des Bettes anzeigt, in Betracht. Diese sind den Pflegefachkräften aus dem Expertenstandard Sturzprophylaxe (DNQP 2013) und insbesondere aus der ReduFix-Studie der Robert Bosch Gesellschaft bekannt (Projektgruppe ReduFix, Becker C, 2007).

Eine beabsichtigte Fixierung mittels Gurten im Bett oder im Stuhl bedarf der kritischen Prüfung unter dem Gesichtspunkt der Verhältnismäßigkeit. Bei Gurtfixierungen handelt es sich um eine sehr weitgehende Einschränkung der persönlichen Bewegungsfreiheit, die in ihrer Intensität noch über eine geschlossene Unterbringung hinausgeht. Darum sind an der Verhältnismäßigkeit höchste Anforderungen zu stellen. Wenn freiheitsentziehende Maßnahmen erwogen werden, kann nicht ohne weiteres und automatisch davon ausgegangen werden, dass das Recht auf persönliche Bewegungsfreiheit hinter dem der körperlichen Unversehrtheit zurückzustehen hat. Einzubeziehen sind bei der Betrachtung jeweils das Ausmaß der körperlichen Gefährdung (Sturzhistorie, Sturzwahrscheinlichkeit und Sturzfolgen), aber auch die Intensität des Eingriffs in die Freiheit (Verhalten des Betroffenen in der Fixierung). Bedeutsam sind auch der früher geäußerte oder der mutmaßliche Wille des Betroffenen.

Der Verfahrenspfleger ist kein Gerichtshelfer, sondern gibt eine pflegefachliche Expertise ab. Die Entscheidung zur Genehmigung der FEM liegt gemäß Art. 104 Abs. 2 GG beim Richter (Richtervorbehalt). Hierzu heißt es in den Erläuterungen des Amtsgerichtes Garmisch Patenkirchen:

> »[...] Der Verfahrenspfleger ist zwar vom Gericht bestellt, dann aber nur dem Betroffenen gegenüber zu einer sachgerechten Rechtsvertretung verpflichtet. Er ist weder dem Gericht gegenüber weisungsgebunden noch ein Gerichtshelfer. Er ermittelt nicht für das Gericht, sondern muss sich in seiner eigenen Rolle eine eigene fachliche Meinung bilden. Dem Verfahrenspfleger muss ermöglicht werden, die Interessen des von ihm vertretenen Betroffenen zu dessen Grundrechtsverwirklichung im Verfahren wahrzunehmen. Die vorrangige Aufgabe des Verfahrenspflegers besteht darin, gegenüber dem Gericht den Willen des Betroffenen kundzutun. Dabei ist der Verfahrenspfleger nicht nur Sprachrohr, sondern zu Vertretung der objektiven Interessen des Betroffenen berechtigt und verpflichtet. Das erfordert, dass ein Verfahrenspfleger in besonderer Weise befähigt sein muss, die Interessen des Betroffenen herauszufinden und zu vertreten. Der Verfahrenspfleger muss sich einerseits in die vom Betroffenen subjektiv wahrgenommene Situation hineinversetzen und andererseits in Abwägung aller Fakten die objektiven Interessen im Verfahren vertreten. [...]«

> **Merke**
>
> Der Werdenfelser Weg ist das Bekenntnis aller an einer FEM beteiligten Personen (in erster Linie der betroffene Klient und seine Angehörigen, die Pflegefachkräfte, die Ärzte, Bevollmächtigte, Betreuer und Richter), um eine FEM weitgehend zu vermeiden. Er bietet eine bestmögliche Kommunikation der Beteiligten und gewährt mit dem verfahrensrechtlichen Vorgehen haftungsrechtlichen Schutz. Damit bekräftigt er zudem den individuellen pflegefachlichen Entscheidungsprozess sowie den pflegerischen Fachvorbehalt, den jede Pflegefachkraft in der Praxis umsetzen muss.

3.2 Leitlinie FEM

Die Evidenzbasierte Praxisleitlinie FEM (Update 2015) spricht sich vor allem für Schulungsprogramme in Kombination mit weiteren begleitenden Maßnahmen aus. Die Studie der beiden Universitäten Hamburg und Witten/Herdecke hat viele Möglichkeiten zur Minimierung der Sturzgefahr, damit also auch zur Begrenzung von FEM untersucht. Es ergab sich daraus lediglich eine einzige Empfehlung zur Reduzierung von FEM, nämlich die Anwendung von Schulungsprogrammen für Pflegefachkräfte. Folgende Maßnahmen konnten zudem in Erwägung gezogen bzw. schwach empfohlen werden (Köpke et. al. 2015):

- Spezifische Beschäftigungsprogramme,
- aktive und passive Musikinterventionen in Einzel- oder Gruppensitzungen,
- spezifische Betreuung von Menschen mit Demenz.

Für die folgenden alternativen Interventionen kann die Leitlinie FEM keine oder nur schwache Empfehlungen geben:

- Snozelen,
- person-zentrierte und biografie-orientierte Pflege,
- Kontakt zu Tieren,
- spezielle Pflegequalifikationen,
- kognitive Stimulation,
- Validation,
- Maßnahmen zur Umgebungsgestaltung, Alarmsysteme,
- spezielle Wohnkonzepte,
- spezifische institutionelle Angebote zur Nacht,
- Aromatherapie,
- körperlich-aktivierende Maßnahmen,

- Basale Stimulation,
- soziale Unterstützung.

Das bedeutet jedoch nicht, dass die Maßnahmen im Einzelfall nicht wirksam sein können. Die Pflegefachkraft hat den Erfolg jeweils in jedem Einzelfall fachlich zu beurteilen und zu dokumentieren. So fasst es die Leitlinie auch zusammen: »Auch dann, wenn in den Leitlinien keine oder nur eine sehr geringe Evidenz zur Wirksamkeit bestimmter Maßnahmen zur Reduktion von freiheitseinschränkenden Maßnahmen aufgezeigt werden kann, darf auf deren Einbeziehung in die Entscheidungsfindung, um die Erforderlichkeit von freiheitseinschränkenden Maßnahmen keineswegs verzichtet werden. Es sind alle anderen »vernünftigen« und schlüssigen Maßnahmen zu ergreifen, die der Verminderung und Vermeidung von freiheitseinschränkenden Maßnahmen dienen können. Leitlinien tragen ihrerseits dazu bei, diese Entscheidungen zu versachlichen« (Köpke et al. 2015)

3.3 Expertenstandard Sturzprophylaxe in der Pflege

3.3.1 Grundlagen

Der nationale Expertenstandard »Sturzprophylaxe in der Pflege« des Deutschen Netzwerks für Qualitätsentwicklung in der Pflege (DNQP) dient dazu, Sturzrisiken und -gefahren frühzeitig zu erkennen und möglichst zu vermeiden, um Stürze und deren Folgen zu reduzieren. Dazu sei die Einschränkung der Bewegungsfreiheit nicht geeignet, sondern die Erhaltung und Wiederherstellung der Mobilität erforderlich. Besonders betont werden:

- Die Beratungskompetenz der Pflegepersonen,
- das Wissen der Pflegepersonen, Pflegebedürftigen und Angehörigen über Sturzrisiken (systematische Risikoerfassung),
- die Kenntnisse der Pflegepersonen, Pflegebedürftigen und Angehörigen über gemeinsam entwickelte und geeignete Pflegemaßnahmen (individueller Maßnahmenplan),
- geeignete Umgebung und geeignete Hilfsmittel, um eine sichere Mobilität zu fördern und zu gewährleisten,
- die Information und Zusammenarbeit aller an der Versorgung beteiligten Berufs- und Personengruppen,
- die systematische Sturzerfassung und -analyse (Umstände und Folgen von Stürzen).

Die amerikanischen Pflegewissenschaftler Capezuti et al. stellten in Studien fest, dass keine einzige klinische Studie je den Beweis erbracht hat, dass FEM

Stürze und sturzbedingte Verletzungen verhindern. Die Studien zeigten sogar das Gegenteil, denn die Hälfte aller Stürze geschahen in den Studien bei Bewohnern, deren Bewegungsfreiheit eingeschränkt war (Capezuti 2004).

> **Merke**
>
> Der Expertenstandard enthält als Pflegeziel nicht das absolute Verhindern des Sturzes, sondern die Verhinderung und Minimierung von Stürzen und Sturzfolgen bei Patienten/Bewohnern mit einem erhöhten Sturzrisiko.

Eine Expertengruppe hat dabei die bislang vorliegenden Pflegeassessments zur Sturzprophylaxe als »nur eingeschränkt brauchbare Resultate« bezeichnet. Ein erhöhtes Sturzrisiko liege vor, »wenn es sich um eine über das alltägliche Risiko hinausgehende Sturzgefährdung handelt« (DNQP 2013). Ansonsten habe jeder Mensch ein Risiko zu stürzen (z. B. durch Unachtsamkeit oder bei sportlichen Betätigungen). In Anlehnung an die Kellog International Work Group on the Prevention of Falls by the Elderly (Gibson et al. 1987) wird ein Sturz folgendermaßen definiert: »Ein Sturz ist jedes Ereignis, in dessen Folge eine Person unbeabsichtigt auf dem Boden oder auf einer tieferen Ebene zu liegen kommt.« Entsprechend des Expertenstandards »Sturzprophylaxe« sei außerdem zu beachten, dass mobilitätsvermindernde Maßnahmen nicht nur die Bewegungsfreiheit einschränken, sondern selbst auch das Risiko von Stürzen erhöhen können. Die Betroffenen könnten aufgrund einer Fixierung ihre Kraft und ihr Balancegefühl verlieren, sodass ein Sturz immer wahrscheinlicher wird. Etwa ein Drittel aller zu Hause lebenden Betagten stürzt mindestens einmal im Jahr. Besonders dramatisch ist es, wenn gestürzte Personen allein sind und keine Hilfe bekommen.

Der Bundesgerichtshof (BGH) hat sich 2005 mit haftungsrechtlichen Fragen im Kontext mit Stürzen in vollstationären Pflegeeinrichtungen auseinandergesetzt (BGH-Urteil vom 28.04.2005, Az.: III ZR 399/04). In den Entscheidungsgründen zu diesem Urteil führt der BGH an: »Maßstab müssen das Erforderliche und das für die Heimbewohner und das Pflegepersonal Zumutbare sein« und weiter: »Dabei ist insbesondere auch zu beachten, dass beim Wohnen in einem Heim die Würde sowie die Interessen und Bedürfnisse der Bewohner vor Beeinträchtigungen zu schützen und die Selbstständigkeit, die Selbstbestimmung und die Selbstverantwortung der Bewohner zu wahren und zu fördern sind.« Fazit: Es gilt der Grundsatz Freiheit vor Sicherheit. Das Rechtsgut der Körperlichen Unversehrtheit steht nicht über dem Rechtsgut der Freiheit. Das Sturzrisiko fällt in den Bereich des allgemeinen Lebensrisikos. Die dokumentierte Einzelfallentscheidung ist »haftungsrechtlich sorgenfrei« (Amtsrichter S. Kirsch, Garmisch-Partenkirchen, Mitinitiator des Werdenfelser Weges).

Merke

Die Haftungssorge bei einer erhöhten Sturzgefahr ist immer noch einer der Hauptgründe zur Verwendung mechanischer Fixierungen, gleichwohl der Expertenstandard »Sturzprophylaxe in der Pflege« formuliert, dass sie »keinesfalls zum Zweck der Sturzprävention einzusetzen« sind. Patentrezepte zur Vermeidung mechanischer Fixierungen gibt es nicht. Alternativen werden aber insbesondere durch den Werdenfelser Weg und die Leitlinie FEM längst sehr gut forciert.

3.3.2 Sturzrisiken

Unterschieden werden person-zentrierte, pharmakogene und umgebungsbedingte Sturzrisiken:
Person-zentrierte Sturzrisiken:

- Beeinträchtigung funktionaler Fähigkeiten, z. B. Einschränkungen in den Lebensaktivitäten
- Beeinträchtigung sensomotorischer Fähigkeiten und der Balance, z. B. Einschränkung der Gehfähigkeit und Balancestörungen
- Depressionen
- Gesundheitsstörungen, die mit Schwindel, kurzzeitigem Bewusstseinsverlust oder ausgeprägter körperlicher Schwäche einhergehen.
- Kognitive akute oder chronische Beeinträchtigungen
- Kontinenzprobleme
- Sehbehinderungen
- Sturzangst und Stürze in der Vorgeschichte

Pharmakogene Sturzrisiken:

- Polypharmazie
- Psychotrope Medikamente (z. B. Sedativa, Tranquilzier, Analgetika und Antidepressiva)
- Antihypertensiva (Blutdrucksenker)

Umgebungsbedingte Sturzrisiken:

- Freiheitseinschränkende Maßnahmen
- mangelhafte Transfertechniken
- Umgebungsgefahren, z. B. Hindernisse, Glätte, schlechte Beleuchtung, schwache Kontraste, fehlende Haltegriffe, herumstehende Gegenstände, Stolperfallen (Kanten, Stufen)
- schlecht sitzende Schuhe und behindernde Kleidung
- instabile Möbel ungeeignete Hilfsmittel (defekte Rollstühle, Gehhilfen, fehlende WC-Sitzerhöhung)
- Personalausstattung und Personalzusammensetzung

- Ortswechsel, fremde Umgebung
- Durchgehende Bettseitenteile (Übersteiggefahr)

3.3.3 Sturz-Assessment

Ein Sturz-Assessment dient zur Einschätzung der Sturzgefahr. Ab vier Punkten sind Pflegemaßnahmen zur Sturzprophylaxe einzuleiten. Mit Hilfe des Motilitätstests (Kontrolle von unwillkürlich gesteuerten Muskelbewegungen) nach Tinetti ist der Grad der Sturzgefährdung sowie der Funktionszustand ermittelbar. Dabei werden anhand eines Scores (einer Punktzahl) Einzelfunktionen des Bewegungsablaufs wie Balance, Stand und Gangbild bewertet. Der Test besteht aus einem Balancetest und einer Gehprobe. Ein erhöhtes Sturzrisiko besteht ab einer Punktzahl von unter 20 und weniger.

Tab. 2: Sturz-Assessment – Balance (enthalten in: Füsgen 2004, S. 205 f.)

BALANCE	0	1	2	3	4
Gleichgewicht im Sitzen	Unsicher	sicher, stabil			
Aufstehen vom Stuhl Zeit: … Sek.	nicht möglich	nur mit Hilfe	diverse Versuche, rutscht nach vorn	braucht Armlehne oder Halt (nur ein Versuch)	in einer fließenden Bewegung
Balance in den ersten 5 Sek.	Unsicher	sicher mit Halt	sicher, ohne Halt		
Stehsicherheit	Unsicher	sicher, aber ohne geschl. Füße	sicher, mit geschl. Füßen		
Balance	mit geschl. Augen	Unsicher	sicher, ohne Halt		
Drehung 360° mit offenen Augen	unsicher, braucht Hilfe	diskontin. Bewegung, beide Füße vor dem nächsten Schritt am Boden	kontin. Bewegung, sicher		
Stoß gegen die Brust (3-mal leicht)	fällt ohne Hilfe oder Halt	muss Füße bewegen, behält Gleichgewicht	gibt sicheren Widerstand		
Hinsetzen Zeit: … Sek.	lässt sich plumpsen unzensiert, braucht Lehne	flüssige Bewegung			

Tab. 3:
Stutz-Assessment – Gehprobe (enthalten in: Füsgen 2004, S. 205 f.)

GEHPROBE	0	1	2
Schrittauslösung (Patient wird aufgefordert zu gehen)	Gehen ohne fremde Hilfe nicht möglich	zögert, mehrere Versuche, stockender Beginn	beginnt ohne Zögern zu gehen, fließende Bewegungen
Schritthöhe (von der Seite beobachten)	kein selbstständiges Gehen möglich	Schlurfen, übertriebenes Hochziehen	Fuß total vom Boden gelöst, max. 2–4 cm über Grund
Schrittlänge (von Zehen des einen bis Ferse des anderen Fußes)		weniger als Fußlänge	mindestens Fußlänge
Schrittsymmetrie	Schrittlänge variiert, Hinken	Schrittlänge bds. gleich	
Gangkontinuität	kein selbstständiges. Gehen möglich	Phasen mit beiden Beinen am Boden diskontinuierl.	beim Absetzen des einen wird der andere Fuß gehoben, keine Pausen
Wegabweichung	kein selbstständiges Gehen möglich	Schwanken einseitige Abweichung	Füße werden entlang einer imaginären Linie abgesetzt
Rumpfstabilität	Abweichung, Schwanken, Unsicherheit	Rücken und Knie gestreckt, kein Schwanken, Arme werden nicht zur Stabilisierung gebraucht	
Schrittbreite	ganz breitbeinig oder über Kreuz	Füße berühren sich beinahe	

Erreichte Punktzahl bei Balance und Gehprobe: ___ von 28 Punkten

3.3.4 Grundsätzliche Pflegemaßnahmen

Grundsätzliche Pflegemaßnahmen zur Vorbeugung von Stürzen sind:

- Umfassende Information und Beratung des Betroffenen sowie dessen Angehörigen über Sturzrisiken und Vorsorgemaßnahmen.
- Regelmäßig etwas zum Trinken/Essen anreichen, für Frischluftzufuhr sorgen, die Mundpflege, die Händehygiene, das Händewaschen sowie mehrmals täglich die Toilettengänge professionell, bewusst, sorgfältig und regelmäßig anbieten (auch während der Nachtruhe!); die einzelnen Maßnahmen person-zentriert planen und dokumentieren, da diese existenziellen Bedürfnisse z. B. trotz zusätzlicher Versorgung mit Inkontinenzmaterial und/oder PEG-Versorgung keinesfalls unversorgt bleiben dürfen.

- Stress und Hektik vermeiden (bes. bei Inkontinenz kurze Toilettenwege).
- Auf intakte Hör- und Sehhilfen achten.
- Ausreichende Beleuchtung (z. B. Nachtlicht) sicherstellen.
- Haltegriffe, Gehhilfen (Rollator), Lifter und Rollstühle einsetzen.
- Umgebungsanpassung, Toilettenwege kennzeichnen, Stolperfallen und Rutschgefahren beseitigen bzw. kennzeichnen.
- Bei Einverständnis des Betroffenen ein Bettseitenteil am Bett anbringen (Verweis: Bettseitenteile, ▶ Kap. 4.4.).
- Gleichgewichtstraining (z. B. Beine wechselseitig belasten) und andere Kurse zur Förderung von Kraft und Balance anbieten.
- Hüftprotektoren einsetzen (Hose mit eingenähten Kunststoffschalen zur Vorbeugung einer Schenkelhalsfraktur).
- Für rutschfestes Schuhwerk und Bodenbelag sorgen.

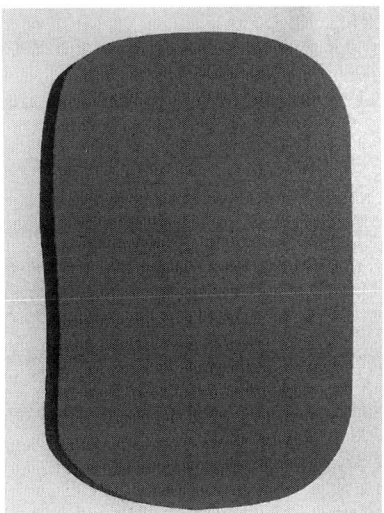
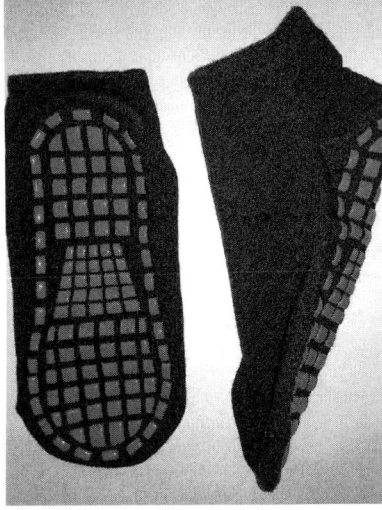

Abb. 3: Hüftprotektor für einen Hüftschutzslip (Foto: eigene Aufnahme)

Abb. 4: Stoppersocken (Foto: eigene Aufnahme)

FEM zur Sturzprophylaxe wird theoretisch nicht empfohlen und sehr kritisch betrachtet, da es weltweit keine Studien über den Nutzen von FEM gibt, sondern nur Studien (Capezuti 2004) darüber, die belegen, dass sich Fixiergurte sehr nachteilig auswirken (Verweis: Auswirkungen von FEM; ▶ Kap. 2.2). In der Praxis werden jetzt z. B. hochgestellte durchgehende Bettseitenteile relativ häufig eingesetzt. Wie oben erwähnt, ist eine Fixierung zunächst nur bei Einverständnis, auf ärztliche Anordnung und bei einer richterlichen Genehmigung (Richtervorbehalt gemäß Art. 104 Abs. 2 GG) möglich. Bedenkenloses Fixieren aus Bequemlichkeit und/oder Personalmangel ist ebenso falsch, wie unnötiges Fixieren von Betroffenen, bei denen auch alternative Maßnahmen ausreichend wären, um Verletzungen (Eigen- und Fremdgefährdungen) vorzubeugen. Dazu können z. B. folgende Interventionen, insbesondere personenbetreuende, deeskalierende und ablenkende Maßnahmen, zählen:

3 Begrenzung von FEM

- Bodenlagerung
- Auffangmatratze
- betreuende Pflege (Sitzbereitschaft)
- frühzeitiges Erkennen einer brisanten Situation
- Spaziergänge
- Sport, Essen und Trinken
- Entspannung

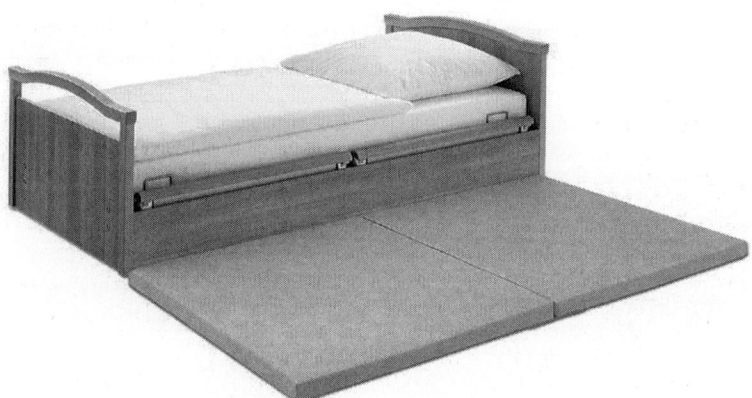

Abb. 5: Auffangmatte, Sturzprophylaxe-Matte (Eigentum der wissner-bosserhoff GmbH, Wickede/ Deutschland)

Jeder Sturz eines Pflegebedürftigen wird in einer Sturzdokumentation erfasst, um die eingehaltene Sorgfaltspflicht nachzuweisen und Regressansprüche abzuwehren sowie eine gezielte Beobachtung von Folgeschäden (insbesondere z. B. bei Marcumar-Patienten) zu ermöglichen. Auch entsprechend des oben vorgestellten Expertenstandards »Sturzprophylaxe in der Pflege« ist jeder Sturz zu dokumentieren und zu analysieren. In der Einrichtung sollten Zahlen zur Häufigkeit, zu den Umständen und zu den Folgen von Stürzen vorliegen.

3.3 Expertenstandard Sturzprophylaxe in der Pflege

Kasten 4:
Sturzdokumentation

Name: _____

Datum/Uhrzeit: _____

Bewusstseinszustand: _____

In welcher Körperlage liegt der Gestürzte? _____

Auf welche Körperteile ist er gestürzt? _____

Klagt er über Schmerzen oder sonstige Symptome? _____

Wie kam es zu dem Sturz? _____

Verbesserungswürdige Sicherheitsmaßnahmen? _____

Zeugen des Sturzes? _____

Ort, Datum   Unterschriften: Pflegefachkraft/Zeugen

4 Praxis mechanischer Fixierungen

Zu FEM können unterschiedliche Materialen verwendet werden, deren Anbringung wie beschrieben als Ultima Ratio einer strengen Indikation bedarf. Im Anwendungsfall müssen die Materialien dann unbedingt sicher und fachgerecht verwendet werden. Dazu werden im Folgenden die praktischen Handlings verschiedener mechanischer FEM näher beschrieben.

4.1 Fixierdecke

Auch Fixier-, Pflege- oder Patientendecken im Spannbettlaken-System oder als integriertes (die Matratze umschießendes) System stellen eine FEM dar. Sie sind mit oder ohne Ärmel oder zusätzlich auch mit diversen Reißverschlüssen (im Schulter und Intimbereich) erhältlich, um zum Beispiel die Inkontinenzversorgung zu gewährleisten. Sie dürfen nur unter Beachtung der bestehenden Gesetze angewendet werden.

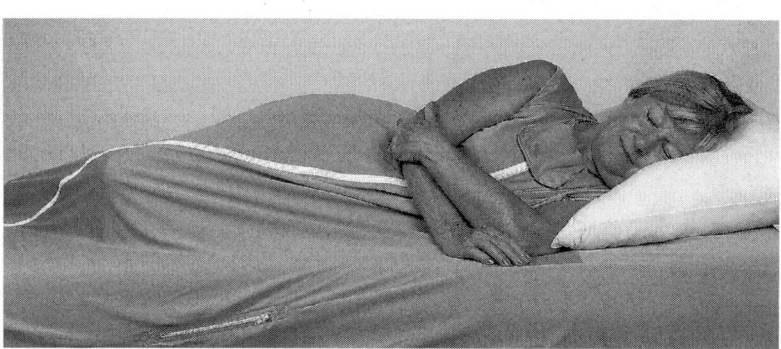

Abb. 6: Pflegedecke schlafend (© Manfred Hartung siNpress GmbH)

Das Bundesinstitut für Arzneimittel und Medizinprodukte (BfArM) in Bonn hat den Rückruf und die Untersagung des weiteren Verkaufs sogenannter Fixierdecken, Bettschürzen oder Patienten-/Krankenschutzdecken empfohlen. Trotz der durchgeführten Rückrufaktionen der entsprechenden Hersteller ist es möglich, dass derartige Produkte noch immer (z. B. in der häuslichen Pflege) eingesetzt werden. Das BfArM hält die Anwendung für nicht vertretbar, weil Vorkommnisse im Zusammenhang mit Fixierdecken bekannt sind, bei denen es zu Strangulationen mit Todesfolge kam. Eine Fixierdecke ist ein Laken mit einem runden Kopfausschnitt und mehreren seitlichen Schnüren, das am liegenden Pflegebedürftigen angewendet wird. Beim Anlegen der Decke befindet sich der Hals des Patienten in dem Ausschnitt, die zwei kopfseitigen Enden der Decke werden kreuzweise über seinen Rücken geführt und mit Schnüren am Bett des Patienten verknotet. Weitere Schnüre befestigen die Decke an zusätzlichen Punkten am Bett. Bei diesen Decken besteht nach dem BfArM eine Strangulationsgefahr im Kopf-Hals-Bereich. Etwa noch vorhandene Produkte dieser Art sollten laut dem BfArM daher auch durch den Handel nicht weiter in den Verkehr gebracht werden.

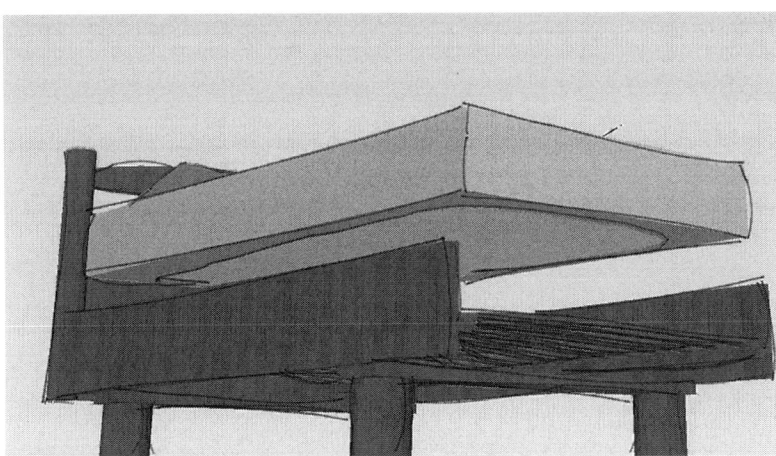

Abb. 7: Pflegedecke Spannbettlaken (© Manfred Hartung siNpress GmbH)

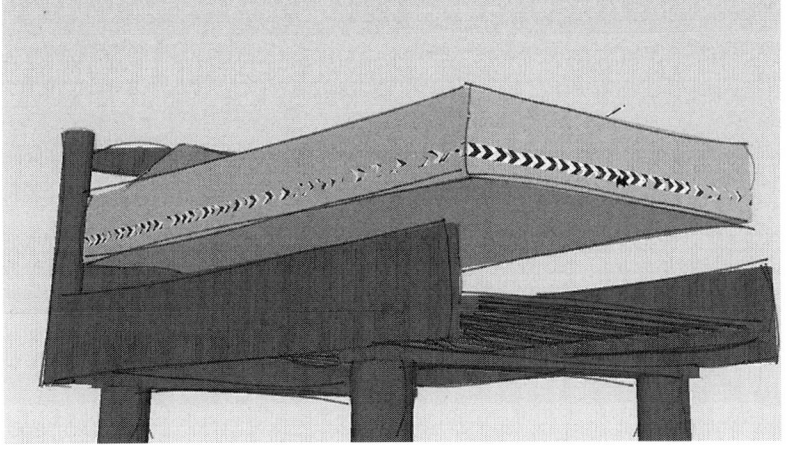

Abb. 8: Pflegedecke integriert (© Manfred Hartung siNpress GmbH)

4.2 Therapieplatte, Vorstecktisch

Jeder Bewohner hat das Recht, auf eigenen Wunsch fixiert zu werden. Dazu kann gehören, dass er sich sicherer fühlt, wenn eine Therapieplatte oder ein Therapietisch (zur Mobilisation in den Stuhl) an seinem Rollstuhl angebracht ist. Es handelt sich dabei auch um eine Freiheitsentziehung im Sinne von § 1906 Abs. 4 BGB, weil der Betroffene durch die Maßnahme am Verlassen seines Aufenthaltsorts (Einrichtung, Station, Zimmer, Stuhl) gehindert wird. Dabei muss es sich um keinen zielgerichteten und willentlich/beabsichtigten Fortbewegungsdrang handeln(▶ Kap. 1.2).

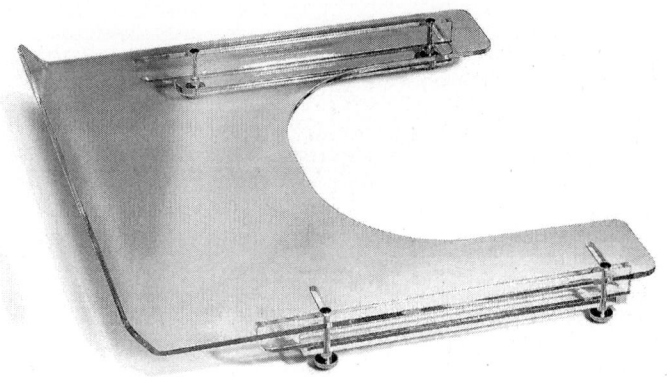

Abb. 9: Therapietisch (© DIETZ GmbH)

4.3 Abschließen der Wohnungs- oder Zimmertür

Wird ein Betreuter (z. B. nachts) in seiner Wohnung oder seinem Zimmer eingeschlossen, handelt es sich um eine genehmigungsbedürftige unterbringungsähnliche Maßnahme im Sinne des § 1906 Abs. 4 BGB. Mit der Maßnahme müssen Fehlhandlungen der Betroffenen vermieden werden, wie beispielsweise das nächtliche Verlassen der Wohnung im Zustand völliger Verwirrtheit. Zur Verhältnismäßigkeit der Maßnahme muss jedoch die Sicherheit des Betroffenen durch eine Rufanlage (Notrufsystem) gewährleistet sein. Hier findet § 1906 Abs. 1 BGB keine Anwendung, da der Begriff der mit Freiheitsentziehung verbundenen Unterbringung eine solche in einer geschlossenen Anstalt, einem geschlossenen Krankenhaus oder einem geschlossenen Heim voraussetzt. Damit fällt das regelmäßige Einschließen des Betreuten in seiner eigenen Wohnung wegen des engen Unterbringungsbegriffs des § 1906 Abs. 1 BGB nicht unter diese Vorschrift.

> **Merke**
>
> Auch wenn sich der Wortlaut des § 1906 Abs. 4 BGB nicht auf die Unterbringung in der eigenen Wohnung bezieht, darf es für die Genehmigungsbedürftigkeit jedoch nicht auf den Aufenthaltsort des Betreuten ankommen, ansonsten wäre ein in der eigenen Wohnung lebender Pflegebedürftiger schlechter gestellt als ein Heimbewohner, der nur mit Genehmigung des Betreuungsgerichts untergebracht werden dürfe (AG Tempelhof-Kreuzberg 1998).

Nicht unter Betreuung Stehende können mit einer schriftlichen Einwilligung regeln, dass ihre Wohnungs- oder Zimmertür abgeschlossen wird. Diese Einwilligung können sie jederzeit zurücknehmen (▶ Kap. 1.6).

In den meisten Einrichtungen lassen sich von außen abgeschlossene Türen von innen öffnen, sodass es sich trotz der von außen verschlossenen Tür (aus Sicherheitsgründen) nicht um eine Freiheitsberaubung (Fixierung) handelt.

4.4 Durchgehende Bettseitenteile

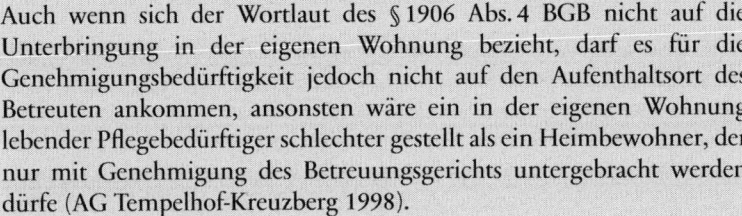

Abb. 10a–c: Lückenhafte, geteilte und durchgehende Bettseitenteile (© Stiegelmeyer-Gruppe Herford (Stiegelmeyer & Burmeier), www.stiegelmeyer-gruppe.com, info@stiegelmeyer.com)

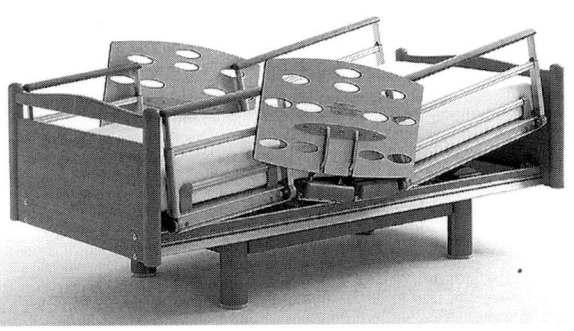

Abb. 11: Lückenhafte Bettseitenteile mit Einsteckscheibe (© Völker GmbH, 58454 Witten, voelker.de)

Bettseitenteile bergen eine hohe Gefahr von Einklemmungen. Kopf und Extremitäten können sich zwischen den Streben verfangen oder der Patient verkeilt sich zwischen Matratze und Bettgitter. Dabei kann es u. a. zu Druckstellen, Hämatomen, schweren Quetschwunden und Knochenbrüche der Finger, Arme und Beine bis hin zur Strangulation kommen. Durch die Verwendung von Fixiergurten kann es beim Versuch des Betroffenen, sich zu drehen oder umzulagern, zu Verdrehungen in den Gurten kommen und in der Folge zu schwerwiegenden Verletzungen bis hin zur Strangulation!

Dem BfArM liegen 39 Vorkommnisse zu Einklemmungen bei Kranken und Pflegebetten vor (von 1996 bis 2004) vor, von denen 33 den Kopf oder den Rumpf des Patienten betrafen. Während Einklemmungen der Extremitäten allesamt ohne Folgen für die Patienten blieben, hatten 24 der 33 Einklemmungen des Kopfes oder des Rumpfes dramatische Konsequenzen. Die Pflegebedürftigen verstarben oder fielen ins Koma. Die Mehrzahl der Einklemmungen von Kopf oder Rumpf erfolgte in Spaltmassen, die nicht den aktuellen Normen entsprachen. Gründe hierfür waren beispielsweise die Nutzung alter Bettenmodelle, versäumte Umrüstungen oder Defekte am Bett (BfArM 2004).

Gemäß den Anforderungen der aktuellen Normen DIN EN 1970 bzw. DIN EN 60601-2-38 darf das Spaltmaß zwischen Liegefläche und unterem Seitengitterholm maximal 120 mm betragen. Sofern der Abstand eines Seitengitterendes zum Kopf- und Fußteil des Bettes ≥ 250 mm (bei Krankenhausbetten < 235 mm) ist, reduziert sich das Spaltmaß zwischen Liegefläche und unterem Seitengitterholm auf maximal 60 mm.

Merke

Auch bei normkonformer Gestaltung von Bettseitenteilen sind Einklemmungen nicht auszuschließen.

In insgesamt sieben Fällen kam es zu Einklemmungen von Kopf oder Rumpf der Betroffenen, obwohl die Bemessung der Klemmstelle nachweislich den Anforderungen der derzeit gültigen Normen entsprach. Einflussfaktoren sind hierbei die Verkettung ungünstiger Umstände wie:

- Grunderkrankungen des Pflegebedürftigen,
- fehlerhafte Fixierung,
- der Versuch, das Bett über oder durch die Seitenteile zu verlassen,
- Körperbau und Allgemeinzustand des Pflegebedürftigen.

Das BfArM stellt fest, dass normkonforme Seitengitter nach den vorliegenden Daten gleichwohl eine Grundvoraussetzung sind, um das Risiko von Einklemmungen zu minimieren. Es hält die Werte und Normen jedoch für Mindestanforderungen, bei deren Erstellung die Maße eines durchschnittlichen Erwachsenen zu Grunde liegen. Weiterhin ist zu beachten, dass auch normkonforme Seitengitter nicht dazu geeignet sind, einen Pflegebedürftigen am Verlassen des Bettes zu hindern. Sie sollten lediglich ein Fallen über die Bettkante verhindern. Für bestimmte Patienten sind Bettseitenteile daher mit Risiken verbunden, denen ggf. durch Zusatzmaßnahmen vorzubeugen ist (unter der Voraussetzung, dass das Anbringen der Bettseitenteile grundsätzlich indiziert ist).

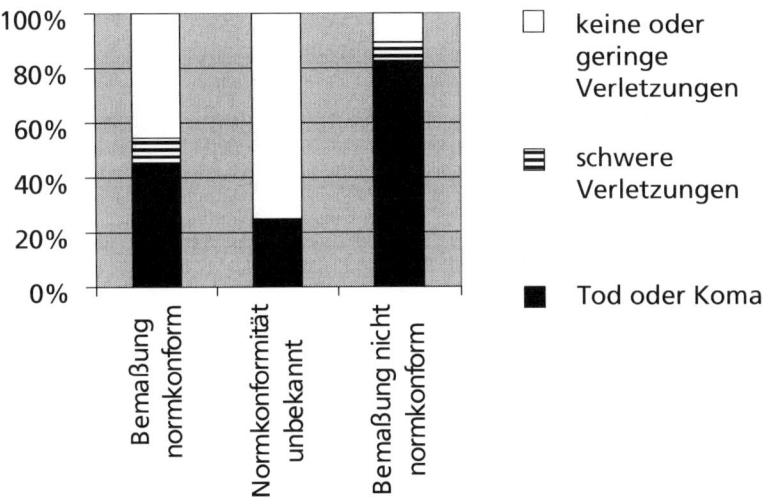

Abb. 12:
Bemessungen der Bettseitenteile und deren Auswirkungen (eigene Darstellung nach BfArM 2004)

Auch in den Folgejahren gingen beim BfArM insgesamt derartige Meldungen ein. In über der Hälfte der Fälle waren die aktuellen Anforderungen an die Einklemmstelle nicht erfüllt.

> **Merke**
>
> Geteilte Bettseitenteile, die den Betroffenen nicht daran hindern, das Bett selbst zu verlassen, bedürfen keiner Genehmigung, weil der Tatbestand der Freiheitsberaubung nicht erfüllt ist.
> Bettgitterpolsterungen, -ummantelungen sowie um die Bettseitenteile gelegte Decken und Kissen sind hilfreich, um die Einklemmungsgefahr zu reduzieren. Der Betroffene könnte jedoch z. B. noch seinen Fuß oder seine Hand zwischen dem Bettseitenteil und dem Bettrahmen einklemmen.

Der Anblick von Bettseitenteilen kann insbesondere bei psychisch Erkrankten Assoziationen hervorrufen, die den Zustand des Betroffenen negativ beeinflussen können. Bettgitterstäbe können an ein Kinderbett oder an Gefängnisgitter erinnern. Das Gefühl »jetzt werde ich bestraft« kann sich jedoch auch bei modernen Bettseitenteilen aus Holzimitaten einstellen. Es gibt in der Regel nur wenige Patienten/Bewohner, die die Bettseitenteile (aus Angst vor dem Herausfallen) freiwillig hochgestellt haben möchten.

4.5 Fixiergurtsysteme

4.5.1 Anwendungshinweise

4.5.1.1 Grundsätzliche Regeln

Bei den verwendeten Fixiergurten handelt es sich in der Regel um Baumwollgurte, die entweder mit Klettverschlüssen oder Magnetschlössern zugemacht werden. Letztere sind nur mit einem speziellen Magnetschlüssel wieder zu öffnen. Bei der Bettfixierung gibt es verschiedene Kombinationen von Fixierbandagen sowie die Akut-Fixierung. Beide bestehen aus Fixiergurten für Arme, Beine und Oberkörper, wobei sich die Kombination von Fixierbandagen flexibel anpassen lässt, was die restliche Bewegungsfreiheit des Pflegebedürftigen betrifft. Die Akut-Fixierung schränkt die Bewegungsfreiheit dagegen immer sehr stark ein. Zur Fixierung eines Pflegebedürftigen wird (v. a. in der Psychiatrie) am besten ein Einzelzimmer vorbereitet. Der Pflegebedürftige muss häufig von mehreren Pflegekräften dorthin gebracht werden, wobei bedacht werden sollte, dass ihn zu viele Personen zusätzlich verunsichern könnten. Es muss ihm immer die vom Arzt verordnete orale Applikation von Sedativa (Beruhigungsmittel) angeboten werden. Wenn er sich darauf einlässt, kann damit sowie mit einrichtungsinternen Deeskalationsmaßnahmen evtl. die Fixierung vermieden werden. Wird die Medikation abgelehnt, halten die Pflegekräfte den Kranken an den Extremitäten fest und legen ihn in das vorbereitete Bett. Dort wird er fixiert und bekommt erneut die orale Medikation zur Beruhigung angeboten, die, falls notwendig, nach ärztlicher Anordnung auch injiziert werden kann. Bei der Fixierung sollte immer das möglicherweise erhöhte Verletzungsrisiko überprüft werden, das insbesondere beim Einsatz eines Bettseitenteils entstehen kann (z. B. Strangulationsgefahr, wenn der Patient über das Bettseitenteil klettert und aus dem Bett fällt).

Im Umgang mit Fixiergurten in der Pflege sind grundsätzlich folgende Regeln zu beachten:
Zehn Regeln für das Anbringen von Fixiergurten

1. Grundsätzlich ist zunächst das Vorliegen der ärztlichen Anordnung bzw. einer richterlichen Genehmigung zu klären.
2. Zur Sicherheit müssen alle gefährlichen Gegenstände aus dem Umfeld des Patienten entfernt werden. Es ist besonders auf scharfe Gegenstände (Besteck, Schmuck, Gläser, Vasen), aber auch auf Feuerzeuge und Streichhölzer zu achten. Das Material der Gurtsysteme ist in der Regel aus einem Baumwoll-/Zellwollgemisch. Aufgrund der dichten Webung ist es schwer entflammbar.
3. Fixiergurte müssen so auf das Bett gelegt werden, dass sie straff auf der Matratze aufliegen. Sie werden eng, aber nicht zu eng angelegt und

dürfen nicht die Atmung des Patienten behindern. Zwischen Patienten und Gurt sollte nur eine flache Hand passen.
4. Fixiergurte dürfen niemals ohne angenähte Seitenbefestigung angebracht werden. Sie verhindern, dass sich der Patient im Bett quer zur Körperachse dreht und damit die Wahrscheinlichkeit einer Strangulation gegeben ist.
5. Bettseitenteile müssen durchgehend sein und hochgestellt werden. Empfehlenswert sind Bettseitenteilschutzbezüge (Polster), die unschöne und beängstigende Gitter verkleiden und gut abpolstern (z. B. mit einer Wolldecke). Zweiteilige Bettgitter dürfen aufgrund der Gefahr des mittigen Durchrutschens nicht verwendet werden.

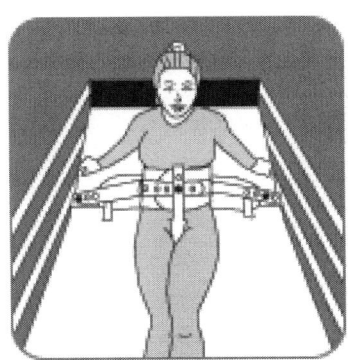

Abb. 13: Bettseitenteile hochstellen! (© SEGUFIX®-Bandagen)

6. Bei Patienten mit einem Herzschrittmacher (HSM) ist ein Sicherheitsabstand von zehn Zentimetern zwischen Magnetschlüssel und dem HSM einzuhalten, damit bei magnetempfindlichen HSM keine Tachykardien ausgelöst werden.
7. So viel Bewegungsfreiheit wie möglich, so wenig Fixierung wie nötig. Eine sichere Ruhigstellung wird jedoch nur durch die diagonale Drei-Punkt-Fixierung bzw. die Fünf-Punkt-Fixierung erreicht (▶ Kap. 4.5.1.2).
8. Um das Herausrutschen aus dem Bauchgurt nach oben und/oder unten zu verhindern, sollte zusätzlich eine Schulterhalterung und im Bedarfsfall, um das Aufrichten des Oberkörpers zu verhindern, die Schulter-Zusatzhalterung eingesetzt werden. Dies erfordert eine kontinuierliche Überwachung, eine ärztliche Anordnung und über 24 Stunden hinaus eine richterliche Genehmigung.
9. Hand- und Fußfixierungen dürfen grundsätzlich nur in Verbindung mit einem Bauchgurt vorgenommen werden (Ausnahme: bei ausdrücklicher ärztlicher Anordnung und richterlicher Genehmigung).
10. Bei Unruhe, Eskalation und Aspirationsgefahr ist eine kontinuierliche individuelle Überwachung (Fixierungsprotokoll) erforderlich.

Merke

Bei allen Zweifeln an der Effizienz fixierender Pflegemaßnahmen ist es praktisch nicht möglich, Fixierungen generell zu verbieten. Weil Fixierungen in der Praxis vorkommen, ist vielmehr ein korrekter und kompetenter Umgang mit Fixierungen erforderlich. Aus der Praxis betrachtet, wäre ein striktes Fixierungsverbot angesichts der derzeitigen durchgeführten fixierenden Interventionen in der Alten- und Krankenpflege insbesondere aufgrund der quantitativen personellen Besetzung in Pflegeheimen unangepasst.

4.5.1.2 Definitionen: Punktfixierungen

Entsprechend der am Bett fixierten Körperstellen werden folgende sogenannte Punktfixierungen unterschieden:

a. Ein-Punkt-Fixierung: Dabei ist eine Körperstelle fixiert, meist der Rumpf mittels Bauchfixiergurt. Ein Bettfixiergurt wird quer über das Bett gespannt und ein um die Taille gelegter Fixiergurt (Bauchgurt) daran befestigt. Von der Ein-Punkt-Fixierung wird aber auch gesprochen, wenn nur eine Extremität fixiert ist, z. B. wenn ein Handgelenk mit einer Handhalterung umschlossen und mit einer Verlängerung am Bettrahmen fixiert wird, falls sich der Betroffene beispielsweise mit der Hand sonst seine Intranüle entfernen würde und eine lebensnotwendige Infusionsbehandlung unmöglich wäre. Achtung: Damit wäre der Straftatbestand der Freiheitsberaubung bereits erfüllt. Es läge jedoch ein Rechtfertigungsgrund vor, der zunächst richterlich bestätigt werden muss.
b. Zwei-Punkt-Fixierung: Wenn beide Handgelenke bzw. beide Fußgelenke fixiert sind, wird von der Zwei-Punkt-Fixierung gesprochen. Es hat wenig Sinn, bei einem Pflegebedürftigen ein Handgelenk oder ein Fußgelenk zu fixieren. Besonders wenn nur rechts- bzw. linksseitig fixiert wird, hat der Betroffene einen sehr großen Bewegungsradius zur Verfügung, sodass der Sinn der Fixierung anzuzweifeln ist. Ausschlaggebend ist letztlich jedoch immer die individuelle Situation des Betroffenen. So können bei gelähmten oder amputierten Patienten Zwei-Punkt-Fixierungen vorkommen.
c. Diagonale Drei-Punkt-Fixierung: Um den Bewegungsradius einzuschränken und die Fixiergurte zielgerichtet einzusetzen, kann die sogenannte diagonale Drei-Punkt-Fixierung angewendet werden. Dabei werden der Bauch, ein Handgelenk und das entsprechend gegenüberliegende (diagonale) Fußgelenk fixiert.
d. Vier-Punkt-Fixierung: Bei der Vier-Punkt-Fixierung handelt es sich um eine Fixierung beider Handgelenke und beider Fußgelenke. In der Pflege von Menschen mit Behinderungen wird bei sehr unruhigen Personen manchmal während der Intimpflege eine Vier-Punkt-Fixierung durchgeführt, um die Pflegemaßnahmen zu erleichtern.

e. Fünf-Punkt-Fixierung: Werden beide Fußgelenke (Fußhalterung) und beide Handgelenke (Handhalterung) sowie der Rumpf (Bauchgurt) fixiert, ist der Betroffene an fünf Punkten fixiert. Ab einer Fünf-Punkt-Fixierung dürfen die Bettseitenteile weggelassen werden. Sitzbereitschaft/Eins-zu-Eins-Betreuung (▶ Kap. 5.1).
f. Sieben-Punkt-Fixierung: Hier werden z. B. zusätzlich zu einer Fünf-Punkt-Fixierung noch die Schultern fixiert. Außerdem kann bei bestehender Fünf-Punkt-Fixierung auch eine Oberschenkelfixierung erfolgen, wobei der rechte und der linke Oberschenkel zwei weitere Punkte (insgesamt sieben Punkte) darstellen.
g. Weitere Punktfixierungen: Die zusätzlichen Punktfixierungen ergeben sich jeweils aus dem Anbringen weiterer Gurte. Angesichts des Grundsatzes »So viel Bewegungsfreiheit wie möglich und so wenig Fixierung wie nötig« ist die Indikation einer Mehrpunktfixierung entsprechend streng zu stellen. Sie kommen häufiger in psychiatrischen Einrichtungen (zur Prophylaxe von Auto- und Fremdaggressionen) vor. Ferner gibt es auch Sonderanfertigungen (z. B. zur Kopffixierung).

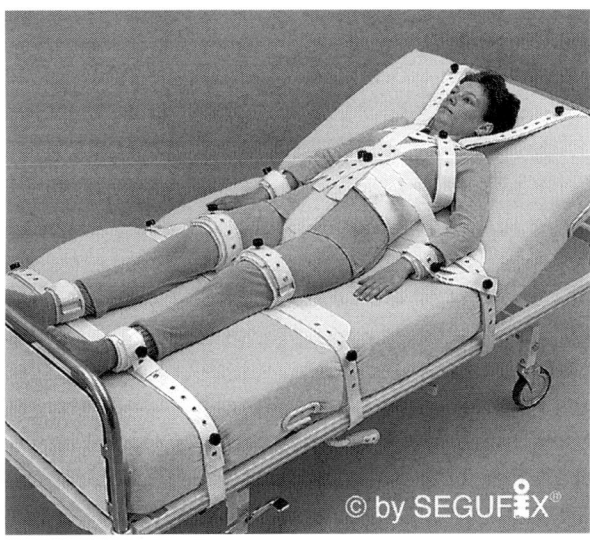

Abb. 14: Neun-Punkt-Fixierung (© SEGUFIX®-Bandagen)

4.5.1.3 Schloss-Systeme

Der schwarze Knopf wird auf den Metallsockel gesteckt. Beim Einrasten erfolgt ein leichtes Klicken. Zur Kontrolle wird der Knopf noch einmal angehoben. Er darf sich nicht abziehen lassen. Dann ist das Schloss verriegelt. Beim Öffnen des Schlosses (mit dem Magnetschlüssel) ist zu beachten, dass es sich unter Zug nicht öffnen lässt. Es benötigt beim Öffnen Spielraum. Die Gurte dürfen nicht zu stramm sein. Um das Schloss zu öffnen, wird der Knopf gemeinsam mit dem Magnetschlüssel vom Metallsockel gehoben.

Zum Schließen des Schlosses werden die gewünschten Gurte mit den Ösen auf den Metallsockel gelegt und anschließend der Knopf mit seiner Öffnung auf den Sockel gesteckt. Das Einrasten macht sich durch ein leichtes Klicken bemerkbar. Nach dem Schließen ist sicherheitshalber immer noch einmal zu prüfen, ob das Schloss fest auf dem Sockel sitzt (Funktionsüberprüfung) (▶ Kap. 4.5.1.4).

> **Merke**
>
> Es ist darauf zu achten, dass das Schloss beim Öffnen nicht durch Gurte unter Zug steht, weil es sich sonst nicht öffnen lässt.

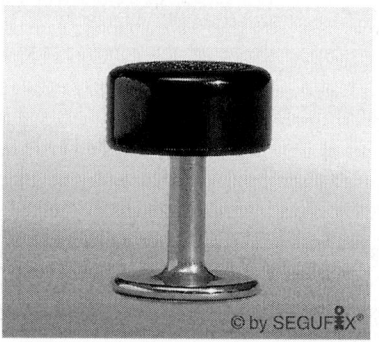
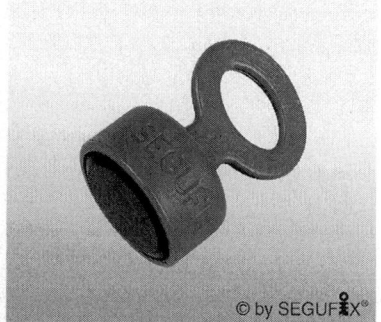

Abb. 15a: Mit schwarzem Knopf verschlossener Metallsockel (© SEGUFIX®-Bandagen)

Abb. 15b: Magnetschlüssel (© SEGUFIX®-Bandagen)

Seit einiger Zeit ist ein neues Drehschloss auf dem Markt. Im Gegensatz zu dem herkömmlichen Magnetschloss lässt sich dieses auch dann öffnen, wenn es unter Spannung steht. Es kann nur mit einem Drehmagnetschlüssel geöffnet werden. Der Vierkantsockel ist bis zu ca. 500 kg belastbar. Ein anderer Magnet kann den Verschluss nicht öffnen, was zusätzliche Sicherheit bringt.

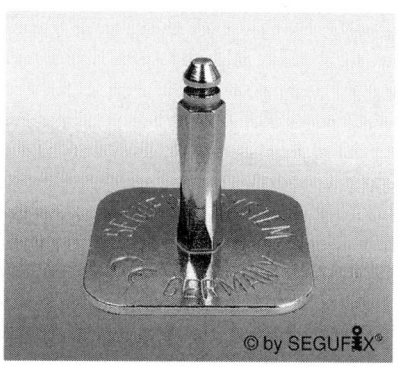

Abb. 16: Vierkantsockel (© SEGUFIX®-Bandagen)

4.5 Fixiergurtsysteme

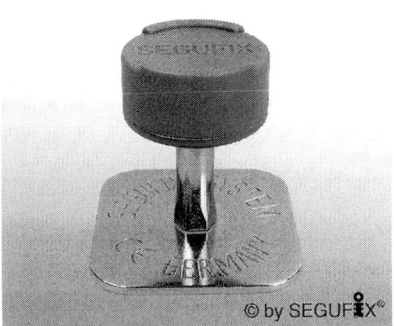

Abb. 17:
Vierkantsockel mit grünem Knopf
(© SEGUFIX®-Bandagen)

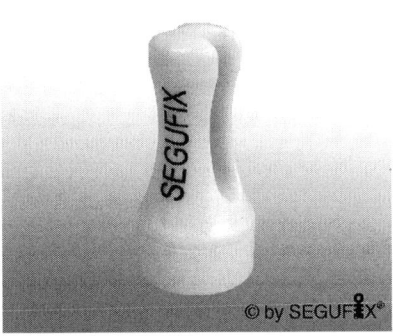

Abb. 18:
Dreh-Magnetschlüssel
(© SEGUFIX®-Bandagen)

Merke

Bei Menschen mit einem Herzschrittmacher darf kein Magnetschlüssel verwendet werden, weil dadurch (insbesondere bei älteren Modellen) dessen Funktion beeinträchtigt werden könnte (Tachykardie). Für diesen Fall gibt es ein spezielles Steckschloss mit einem Steckschlossschlüssel.

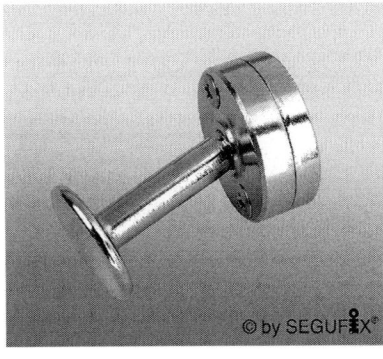
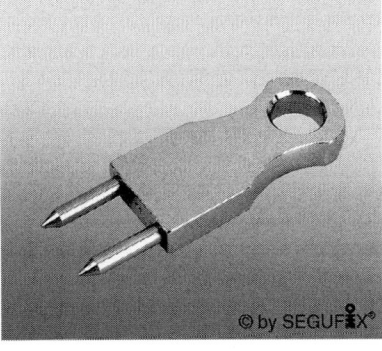

Abb. 19a:
Steckschloss
(© SEGUFIX®-Bandagen)

Abb. 19b:
Schlüssel für das Steckschloss
(© SEGUFIX®-Bandagen)

Verfügbar sind auch Gurte, die anstelle eines Schloss-Systems einen Schnallen-, Schnapp- und/oder einen Klettverschluss aufweisen.

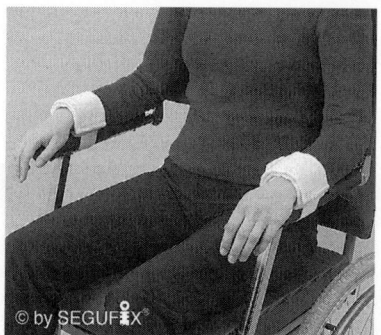
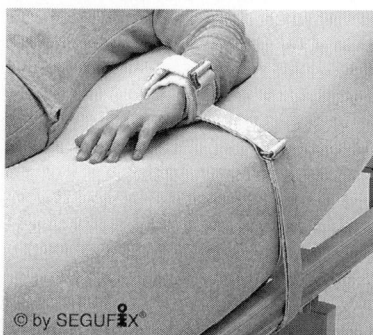

Abb. 20a: Klettverschluss (© SEGUFIX®-Bandagen)

Abb. 20b: Schnallenverschluss (© SEGUFIX®-Bandagen)

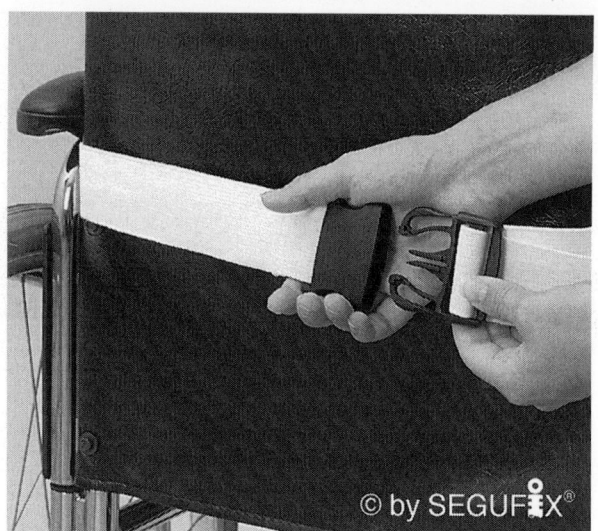

Abb. 21: Schnapp-/Klickverschluss am Sitzgurt (© SEGUFIX®-Bandagen)

4.5.1.4 Funktionsüberprüfung des Fixiergurtmaterials

Bei einer Fixierung sollte immer das möglicherweise erhöhte Verletzungsrisiko überprüft werden, das insbesondere beim Einsatz eines Bettseitenteils (▶ Kap. 4.4) entstehen kann (Strangulationsgefahr, wenn der Patient über das Bettseitenteil klettert und aus dem Bett fällt)! Der Magnetschlüssel muss außer Reichweite des Patienten liegen, jedoch für das Pflegepersonal sofort verfügbar sein. Vor der Benutzung muss das Gurtsystem auf schadhafte Nähte bzw. abgerissene Teile und beschädigte Ösen untersucht werden. Die Funktion aller Verschlüsse muss ebenso geprüft werden. Nicht mehr sicher schließende Systeme dürfen nicht verwendet werden. Nach dem Befestigen der Gurte am Bett sowie nach deren Anlegen am Patienten muss die

Pflegeperson an allen Schlössern ziehen, um den sicheren Halt zu überprüfen. Die Schlösser dürfen nicht in Flüssigkeit getaucht werden, weil sie danach nicht mehr funktionieren. Grundsätzlich sind sicherheitshalber alle Gegenstände, die zu einer Verletzung des Pflegebedürftigen führen können (z. B. Brille, Schmuck, scharfe Gegenstände), aus dessen Nähe zu entfernen. Die Gurte dürfen nicht verrutschen und müssen straff am Bettrahmen oder am höhenverstellbaren Kopf- oder Fußteil angebracht werden. Bei den Gurtsystemen handelt es sich nicht um Universalgrößen. Bauchgurte werden neben einer normalen »Erwachsenengröße« beispielsweise auch speziell in Größen für kachektische und adipöse Patienten angeboten. Sind die Gurte zu klein oder zu groß, ist die Sicherheit beeinträchtigt. Außerdem wären dem Pflegebedürftigen zu weite oder zu enge Gurte unbequem. Zu enge Gurte können Abschnürungen verursachen. Zu weite Gurte können dazu führen, dass der Gurt verrutscht. Insbesondere demenziell erkrankte Menschen werden dadurch geradezu herausgefordert, sich aus dem Gurt herauszuwinden. Wenn sich z. B. ein Pflegebedürftiger, der in einem Bauchgurt fixiert ist, auskleidet oder seine Inkontinenzhose zerreißt, wächst der »Spielraum« im Bauchgurt, der normalerweise nur eine »flache Hand« betragen darf (▶ Kap. 4.5.2.1.). Damit erhöht sich die Strangulationsgefahr. Bei einer solchen falsch angelegten Fixierung wäre der Betroffene gefährdeter als ohne Fixierung!

4.5.1.5 Pflege des Fixiergurtmaterials

Fixiergurte aus einem Baumwoll-/Zellwollgemisch sind bis 95°C in der Waschmaschine waschbar. Dabei ist darauf zu achten, dass das Material möglichst geschont wird (Verzicht auf Bleichmittel, Weichspüler und andere aggressive Waschmittel). Eine niedrigere Waschtemperatur (unter 95°C) verlängert ebenfalls die Lebensdauer der Produkte. Im Trockner sollten die Bandagen nur im Schongang bei niedriger Temperatur getrocknet werden. Vor der Pflege sind grundsätzlich alle Metallverschlussteile zu entfernen, da sie sonst nicht mehr funktionieren. Die Schlösser werden mit einem feuchten Reinigungstuch gesäubert. Klettverschlüsse müssen geschlossen werden. Sind sie verflust, lassen sich die Flusen mit einer harten Bürste beseitigen. Das Gurtmaterial ist nicht für Waschstraßen und Trockenpressen geeignet.

4.5.2 Allgemeines-Fixiersystem

4.5.2.1 Bauchfixiergurt

Befestigung des Bauchfixiergurtes am Bett

- Der breite Bettfixiergurt wird mit den schmalen Ösengurten in Taillenhöhe so auf die Matratze gelegt, dass die größeren Schlaufen (durch die ggf. die Handhalterungen gezogen werden können) zum Fußende zeigen.

4 Praxis mechanischer Fixierungen

- Durch die beiden oberen (kleineren) Schlaufen wird ggf. eine zusätzliche Schulterhalterung (▶ Kap. 4.5.2.4) gezogen. Der Bauchgurt muss also mit der richtigen Seite auf dem Bett befestigt werden, sodass sich die kleinen Schlaufen oben befinden.
- Der Ösengurt wird jeweils auf beiden Seiten der Matratze von innen nach außen um den Bettrahmen oder den Rahmen des höhenverstellbaren Kopfteils herumgeführt. Die Befestigung des Gurtes muss an einem Punkt erfolgen, an dem der Ösengurt nicht verrutschen kann.
- Der Gurt muss ganz straff am Bett befestigt sein. Der schwarze Knopf wird auf den Metallsockel gesteckt. Beim Einrasten erfolgt ein leichtes Klicken. Zur Kontrolle wird der Knopf noch einmal angehoben. Er darf sich nicht abziehen lassen! Dann ist das Schloss verriegelt.
- Beim Öffnen des Schlosses (mit dem Magnetschlüssel) ist zu beachten, dass es sich unter Zug nicht öffnen lässt! Es benötigt beim Öffnen Spielraum. Die Gurte dürfen nicht zu stramm sein.

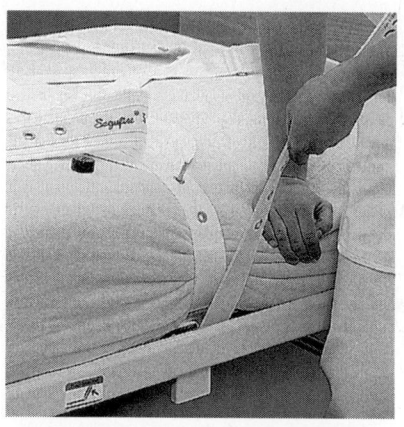

Abb. 22: Befestigung des Bauchfixiergurtes am Bett (© SEGUFIX®-Bandagen)

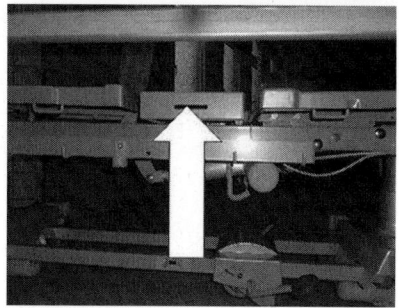

Abb. 23: Seitliche Einstanzung am Bettrahmen zur Befestigung des Bettfixiergurtes (Foto: eigene Aufnahme)

> **Merke**
>
> Um das Schloss zu öffnen, wird der Knopf mit dem Magnetschlüssel vom Metallsockel gehoben. Zudem ist ein Drehschloss auf dem Markt. Im Gegensatz zum herkömmlichen Magnetschloss lässt sich dieses auch dann öffnen, wenn es unter Zug steht. Es kann nur mit dem Drehmagnetschlüssel geöffnet werden. Ein anderer Magnet kann den Verschluss nicht öffnen, was zusätzliche Sicherheit bringt.

Der Bettgurt muss straff am Bett befestigt sein. Er muss je nach Größe des Betroffenen immer in Taillenhöhe des Patienten (um den Bauchnabel) befestigt werden. Liegt die Taille des Bettoffenen in der Bettmitte bei großen Patienten), kann je nach Bettentyp die Befestigung ggf. nicht am beweglichen Kopfteil, sondern am Mittelteil des Bettrahmens erfolgen. Damit der Gurt nicht absichtlich oder unbeabsichtigt in Brusthöhe gelangt oder bis in den Trachealbereich verrutscht, muss er sehr sicher befestigt werden. Hierzu dienen bei vielen Bettentypen vorgefertigte Einstanzungen, durch die der Bettgurt gezogen werden kann (▶ Abb. 24, Einstanzungen).

Der Pflegebedürftige muss im Bauchfixiergurt essen und trinken und auch zur Aspirations- und Pneumonieprophylaxe in atemerleichternden Positionen liegen können.

Anlegen des Bauchgurtes am Patienten

- Zur Fixierung des Patienten in einem Bauchgurt wird er in Taillenhöhe (nicht in Becken- oder Brusthöhe) auf den geöffneten Bauchgurt gelegt. Anhand der vielen Ösen wird der Bauchgurt individuell auf die Taillenweite eingestellt.
- Auf der Innenseite des Bauchgurtes befindet sich eine Tasche, die den Sockel des Schlosses hält. Die Öse für den Sockel wird so gewählt, dass sich das Schloss bei geschlossener Bandage in deren Mitte (nicht seitlich) befindet.
- Der Bauchgurt wird um die Taille des Betroffenen gelegt und mit dem Schloss gesichert.

Das humane Fixierungssystem erlaubt insbesondere durch das *Scherengitter* des Bauchgurtes eine größtmögliche Bewegungsfreiheit. So kann sich der Patient trotz Bauchgurt aufrichten und so weit zur Seite drehen, dass er durchaus noch aus dem Bett fallen und sich dabei strangulieren könnte. Darum müssen die an den beiden Seiten des Bauchgurtes angenähten Seitenbefestigungen befestigt werden. Sie werden links und rechts jeweils am Schloss des Bettfixiergurtes an der Bettkante gesichert. Anhand der vielen Ösen kann die seitliche Bewegungsfreiheit des Pflegebedürftigen je nach Indikation eingeschränkt werden. Zur Seitenlagerung (z. B. auch zur Dekubitusprophylaxe und -therapie) wird der Pflegebedürftige mit angelegtem Bauchgurt auf die gewünschte Seite gedreht.

Die angenähten Seitenbefestigungen (Rückhaltevorrichtungen) können zur individuellen Lagerung des Patienten in Rücken-, Seiten- oder Bauchlage verwendet werden (Dekubitusprophylaxe) und sind als Rückhaltebefestigung, die stets zu befestigen sind (▶ Kap. 2.2) vorgeschrieben.

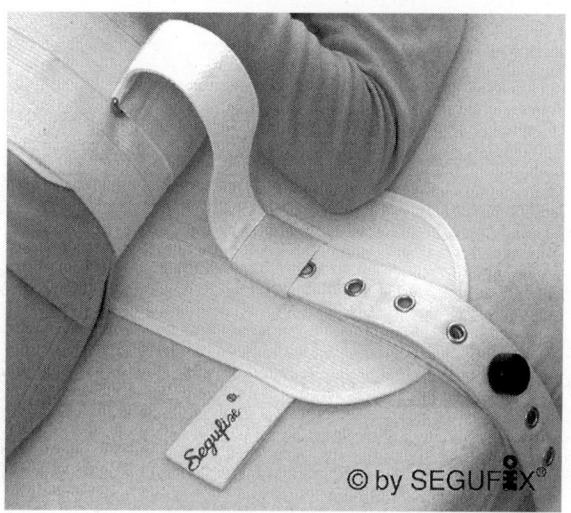

Abb. 24: Befestigter Bauchfixiergurt mit befestigten Rückhaltevorrichtungen links und rechts, die vorher jeweils durch die Stoffschlaufe am Bettgurt gezogen wurden (© SEGUFIX®-Bandagen)

> **Merke**
>
> Um zu verhindern, dass sich ein Patient im Bauchgurt auf den Bauch dreht, kann es erforderlich sein, ein Handgelenk mittels einer Handhalterung (▶ Kap. 4.5.2.2) zu sichern. Eine solche weitere Fixierung bedarf spätestens nach der »Gefahr im Verzuge« allerdings einer separaten Einwilligung, einer ärztlichen Anordnung und der richterlichen Genehmigung.

4.5.2.2 Handhalterung

Die Handhalterung besteht aus einer Handhalterung. Die Handhalterung wird zunächst um das Handgelenk gelegt und geschlossen. Ein kleiner Klettverschluss dient zur Stabilisierung. Dann wird das geöste Gurtteil durch die Metallschlaufe an der Manschette geführt und gegenläufig (in entgegengesetzter Richtung, sonst hält der Gurt nicht!) über diese Metallschlaufe wieder zurückgeführt.

Zur sicheren Fixierung wird die Halterung durch eine Schlaufe gezogen.

Es können ggf. verlängernde Handhalterungen eingesetzt werden, die dem Betroffenen mehr Bewegungsfreiheit einräumen.

Mit einer Handhalterung lässt sich jeweils ein Handgelenk rechts oder links am Bauchgurt oder direkt seitlich am Bett fixieren. Die Handhalterung ist weich gepolstert, um ein Aufscheuern oder Einschneiden der Handgelenke zu vermeiden. Im Akutfall (z. B. in der Forensik) ist die Akut-Fixierung anzuwenden.

4.5 Fixiergurtsysteme

Befestigung einer Handhalterung am Bauchfixiergurt

- Die Handhalterung wird in Richtung Patient mit dem Flausch nach oben auf das Bett gelegt.
- Die Handhalterung wird durch die breite Schlaufe des Bauchgurtes gezogen, bis sich die Handhalterung zwischen dem Schloss und der Metallschnalle befindet.

Anlegen einer Handhalterung am Handgelenk des Patienten

- Der flauschige Teil der Handhalterung wird fest um das Handgelenk des Patienten gelegt. Nach dem Schließen verhindert der Klettverschluss am Ende der Manschette ihr Verrutschen.
- Der geöste Gurt wird durch die Metallschnalle gezogen und über diese in entgegengesetzter Richtung wieder zurückgeführt.
- Das geöste Gurtteil wird festgezogen und auf den Sockel des Schlosses gelegt, das mit dem Knopf verschlossen wird.

Die Handhalterung muss nicht durch die Schlaufe am Bauchgurt geführt werden, sondern kann je nach Indikation nach dem Schließen um das Handgelenk mit der Öse am Gurtende an jedem beliebigen Schloss des bereits benutzten Fixierungssystems befestigt werden (z. B. auf dem Metallsockel des Bauchgurtes). Die indikationsgerechte Fixierung des Handgelenks bzw. des Arms ist beispielsweise bei der Seitenlagerung sinnvoll, weil der Arm (die Hand) des Pflegebedürftigen sonst unbequem (zu weit an der Seite) gelagert werden müsste. Eine Handhalterung mit angenähtem Verlängerungsgurt (verlängerte Handhalterung) ermöglicht eine vergleichsweise größere Bewegungsfreiheit. Sie kann mit dem Metallsockel und einem Knopf mittig (oder weiter oben bzw. unten) am Bettrahmen befestigt werden.

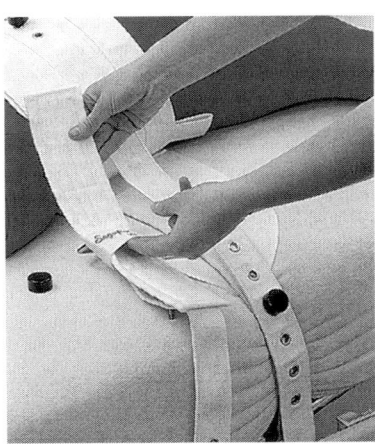 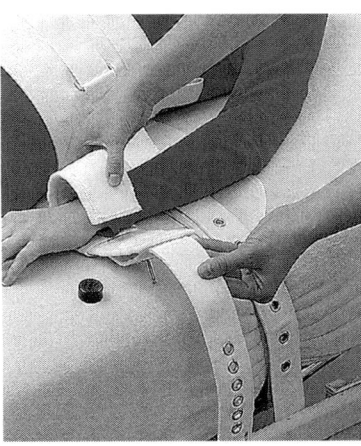

Abb. 25a–f: Anlegen einer Handhalterung (© SEGUFIX®-Bandagen)

Abb. 25a–f:
Anlegen einer Handhalterung (© SEGUFIX®-Bandagen) – Fortsetzung

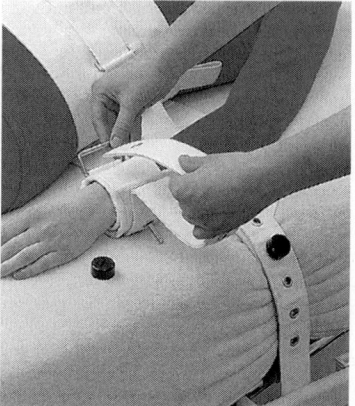
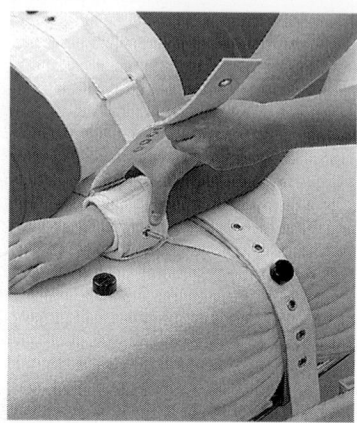
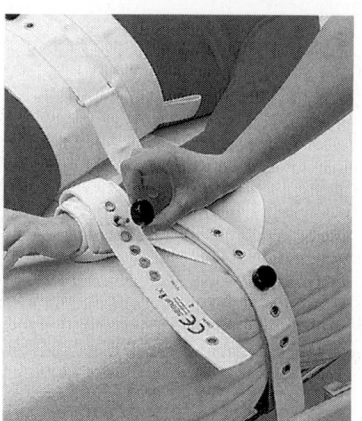
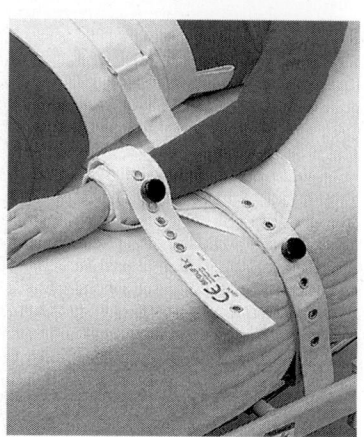

Abb. 26:
Verlängerte Handhalterung (© SEGUFIX®-Bandagen)

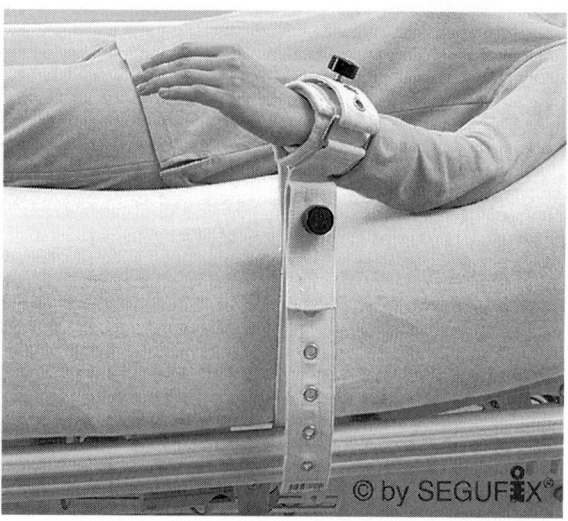

4.5.2.3 Fußhalterung

Ein oder beide Füße können jeweils mit einer Fußhalterung locker oder fest fixiert werden (ähnlich wie bei einer Handhalterung). Außerdem kann bei einer Seitenlagerung der Körper des Patienten durch das Fixieren eines Fußes stabilisiert werden. Durch die angebrachten Schlaufen können die Füße fest oder mit individuell einstellbarer Bewegungsfreiheit fixiert werden. Die Bewegungsfreiheit des Fußes ist bei strenger Fixierung ähnlich stark eingeschränkt wie bei der Akut-Fixierung-Fuß (▶ Kap. 3.5.1.3 und ▶ Kap. 5.1)

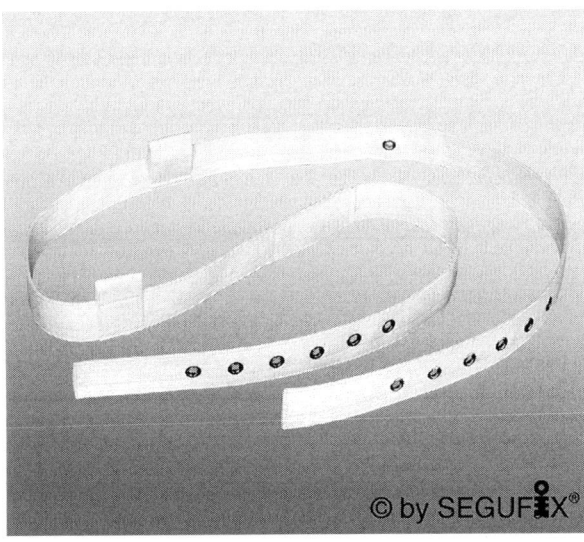

Abb. 27: Verbindungsgurt (© SEGUFIX®-Bandagen)

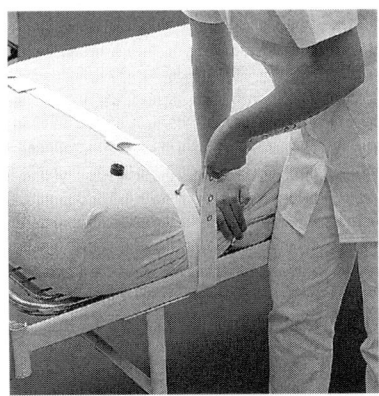
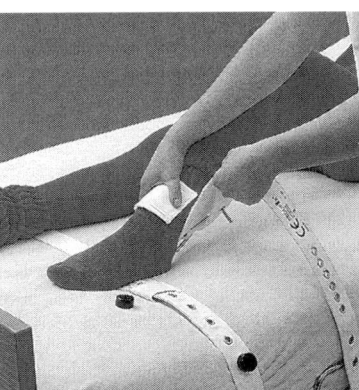

Abb. 28a–f: Anlegen der Fußhalterung (© SEGUFIX®-Bandagen)

4 Praxis mechanischer Fixierungen

Abb. 28a–f:
Anlegen der Fußhalterung (© SEGUFIX®-Bandagen) – Fortsetzung

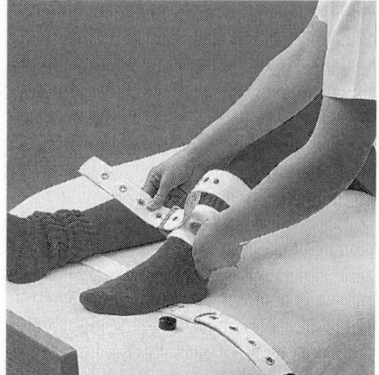
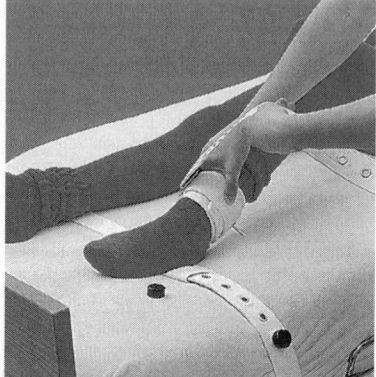
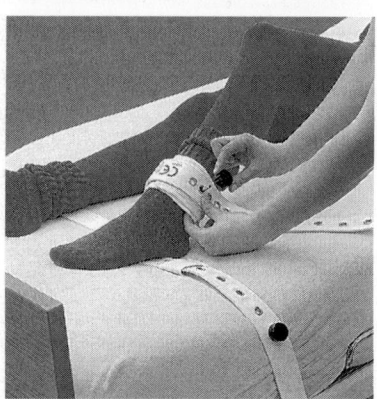
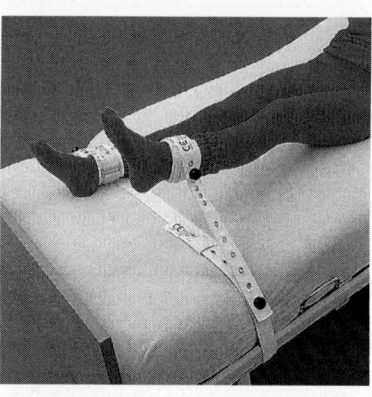

Abb. 29a:
Fußhalterung wird durch die Schlaufe des Verbindungsgurtes gezogen (© SEGUFIX®-Bandagen)

Abb. 29b:
Stärkste Bewegungseinschränkung bei der Fußhalterung (© SEGUFIX®-Bandagen)

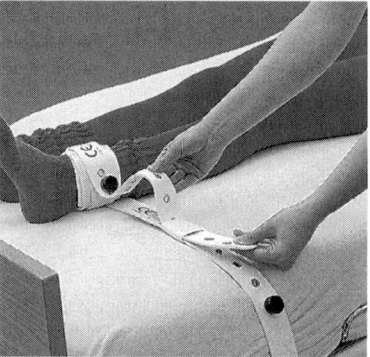
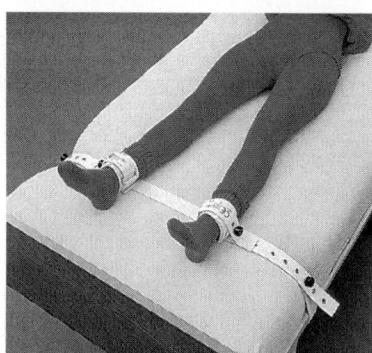

4.5.2.4 Schulterhalterung

Mit einer Schulterhalterung soll das Herauswinden aus dem Bauchgurt z. B. bei korpulenten und nicht kooperativen Patienten verhindert werden. Schließlich verhindern die Seitenbefestigungen (Rückhaltegurte) am Bauchgurt sowie die Schulterhalterung nicht, dass der Patient sich im Bett aufsetzen kann. Hierfür ist ggf. eine Schulterhalterung mit Zusatzhalterung erforderlich. Zwei Zusatzgurte, die rechts und links an der Schulterhalterung fixiert werden, verhindern das Aufrichten des Oberkörpers.

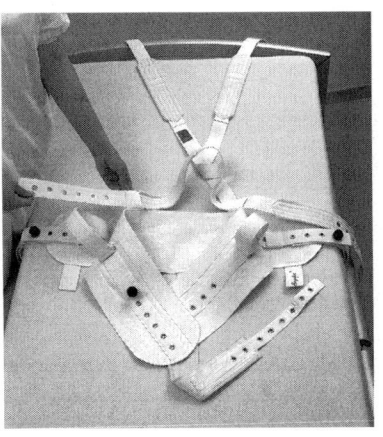
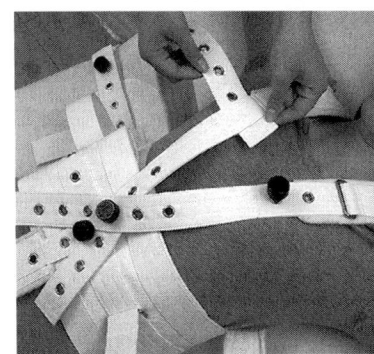

Abb. 30a:
Den Schultergurt mit dem Bauchgurt verbinden. (© SEGUFIX®-Bandagen)

Abb. 30b:
Das Ende des seitlichen Ösengurtes, der sich unter der rechten Achsel des Patienten befindet durch eine der drei Schlaufen des rechten (wie ein »Hosenträger« ausschauenden) Gurtes hindurchführen. (© SEGUFIX®-Bandagen)

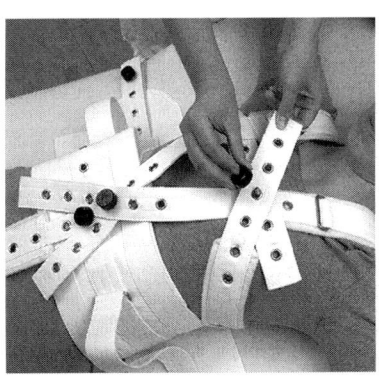
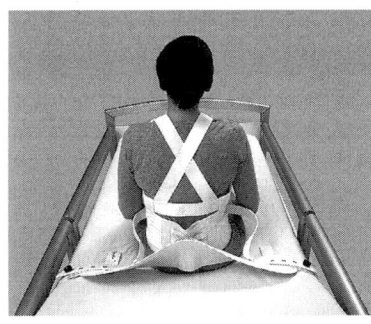

Abb. 30c:
... und dann ... (© SEGUFIX®-Bandagen)

Abb. 30d:
Ansicht der Schulterhalterung von hinten (© SEGUFIX®-Bandagen)

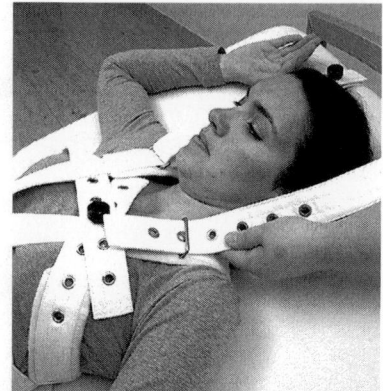
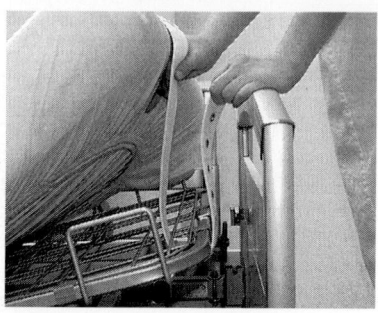

Abb. 31a: Anlegen der Schulter-Zusatzhalterung (© SEGUFIX®-Bandagen)

Abb. 31b: Befestigung der Zusatzhalterung am Pflegebett (© SEGUFIX®-Bandagen)

4.5.2.5 Sitzfixiergurt

Beckengurte und Anti-Rutsch-Auflage

Beckengurte werden als Sicherung beim Transport von Pflegebedürftigen oder als Haltehilfe auf geeigneten Sitzgelegenheiten angewendet.

Anbringen eines Beckengurtes mit Schnappverschluss

- Der gepolsterte Beckengurt wird um das Becken des sitzenden Patienten gelegt.
- Die schwarzen Befestigungsgurte werden um das Rohrgestell bzw. die Stuhlbeine nach hinten (in Richtung Rückenlehne) geführt und mit den Schnappverschlüssen gesichert.
- Anschließend werden die Gurte straff gezogen.
- Der Beckengurt muss eng anliegen, darf aber die Atmung nicht behindern. Es muss möglich sein, die flache Hand zwischen Patienten und Gurt zu schieben.
- Abschließend ist zu überprüfen, ob die Schnappverschlüsse richtig eingerastet sind.

Anstelle der beidseitigen Schnappverschlüsse kann der Beckengurt auch Ösen für einen Magnetverschluss besitzen. Dann befindet sich links und rechts am Beckengurt, an der Stelle, wo die Befestigungsgurte am gepolsterten Gurt beginnen, je eine Tasche für einen Metallsockel. Dort wird dann das Ende des jeweils anderen (rechten bzw. linken) Befestigungsgurtes fixiert.

Merke

Ein Beckengurt verhindert nicht das Umkippen des Stuhles (▶ Kap. 5.1)!

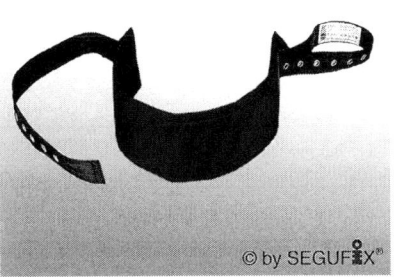

Abb. 32:
Beckengurt mit Magnetverschluss
(© SEGUFIX®-Bandagen)

Insbesondere wenn der Beckengurt zu locker angebracht ist, kann der Pflegebedürftige nach unten herausrutschen. Um die Sturzgefahr zu reduzieren, kann eine Anti-Rutsch-Auflage eingesetzt werden.

Seitens des BfArM ist ein Hindurchrutsch-Schutz (Schritt- bzw. auch ein Oberschenkelgurt) bislang nur für Bettfixiergurte als erforderliches Merkmal streng vorgesehen.

Eine so genannte *Anti-Rutsch-Auflage* hat in der Regel zwei Funktionen. Zum einen ist sie mit einem weißen Pfeil markiert und nur in diese Richtung beweglich. Sie wird auf die Sitzfläche gelegt, dass der Pfeil zur Rückenlehne zeigt. Soll sich der Pflegebedürftige zur aktivierenden Pflege selbst hinsetzen, setzt er sich meistens nicht weit genug (bis an die Rückenlehne) auf den Stuhl, sondern häufig nur auf die Stuhlkante. Damit die Pflegenden ihn nicht weiter auf die Sitzfläche heben müssen, wird die Anti-Rutsch-Auflage daher zunächst auf die Stuhlkante gelegt. Nachdem sich der Pflegebedürftige gesetzt und auf den Armlehnen abgestützt hat, hilft ihm die Anti-Rutsch-Auflage dabei bis zur Rückenlehne weiter zu rutschen, weil sie ihn (in Pfeilrichtung) gut nach hinten rollen lässt und damit auch die Pflegenden unterstützt. Zum anderen ist der Antirutscheffekt zu erwähnen. Dieser setzt ein, wenn der Pflegebedürftige (z. B. mit Pusher-Syndrom[1]) beginnt, von der Sitzfläche herunterzurutschen. Da das Obermaterial aus Noppen besteht und an der Innenseite ein feiner Stoff eingenäht ist, dessen Stoffhärchen ausschließlich in eine Richtung gekämmt sind, blockiert die Anti-Rutsch-Auflage das Hinunterrutschen. Sie ist bei 80°C waschbar und kann auch zum Höherheben des Patienten im Bett (unter seinen Füßen liegend) verwendet werden.

---

1 Pusher-Syndrom = mögliche Krankheitszeichen beim Schlaganfallpatienten, wobei dieser sich in jeder Körperhaltung mit der gesunden auf die erkrankte Seite drückt, um sein (beeinträchtigtes) Gleichgewichtsgefühl auszugleichen.

Abb. 33:
Anti-Rutsch-Auflage
(© SEGUFIX®-
Bandagen)

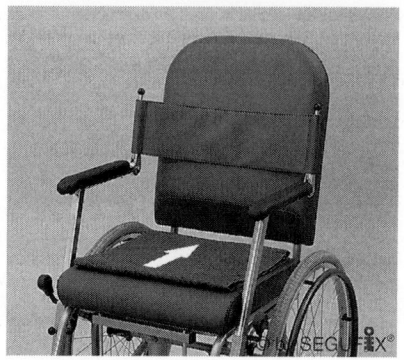

Leib-, Rückenlehnen- und Hosenträgergurt

Zur Unterstützung und Positionierung von Patienten in Rollstühlen oder anderen Sitzgelegenheiten gibt es Leib-, Rückenlehnen- und Hosenträgergurte, die auch alle zusammen angewendet werden können. Der Rückenlehnengurt dient zur Anbringung des Leib- und Hosenträgergurtes.

Befestigung eines Rückenlehnengurtes:

- Um einen Rückenlehnengurt befestigen zu können, muss die Rückenlehne stabil sein und zwischen Sitzfläche und Rückenlehne ein Spalt vorhanden sein. Daher ist der Rückenlehnengurt bei Faltrollstühlen mit instabiler Rückenlehne nicht anzuwenden.
- Der Rückenlehnengurt wird mit dem Flauschteil des Klettverschlusses nach oben zeigend von vorne nach hinten durch den Spalt zwischen Sitz und Rückenlehne geschoben.
- Dann wird er vertikal über die Rückenlehne nach vorne gelegt und straff verschlossen, so dass die fünf kleinen Schlaufen nach vorne und die beiden großen Schlaufen zur Rückenlehne (nicht zum Patienten!) zeigen.
- Abschließend ist der sichere Halt des Klettverschlusses zu prüfen. Um einen sicheren Halt zu gewährleisten, sollten die Gurtenden mindestens 30 cm überlappen.

Befestigung eines Leibgurtes am Rückenlehnengurt:

- Der Leibgurt wird in Taillenhöhe durch eine der großen Schlaufen des Rückenlehnengurtes geschoben.

Anlegen eines Leibgurtes am Patienten:

- Der Leibgurt wird um die Taille des Patienten gelegt und mit dem Klettverschluss verschlossen.
- Um einen sicheren Halt zu gewährleisten, sollten die Gurtenden mindestens 30 cm überlappen.

4.5 Fixiergurtsysteme

- Gurte mit Ösen können zusätzlich zum Klettverschluss mit einem Schloss-System gesichert werden.

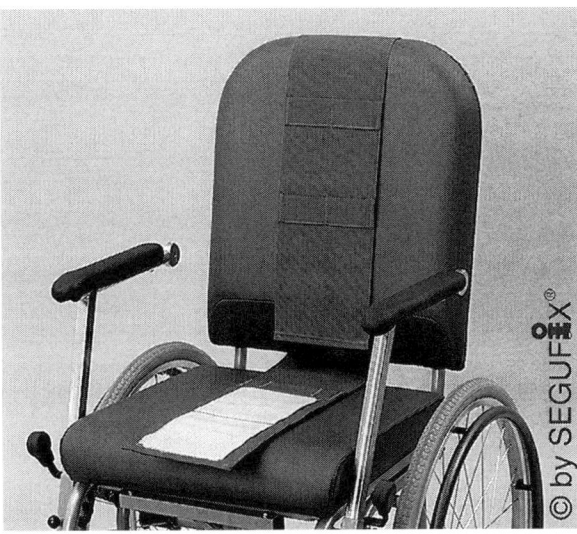

Abb. 34: Rückenlehnengurt (© SEGUFIX®-Bandagen)

> **Merke**
>
> Der Leibgurt muss eng anliegen, darf aber die Atmung nicht beeinträchtigen. Es muss möglich sein, die flache Hand zwischen Patienten und Gurt zu schieben.

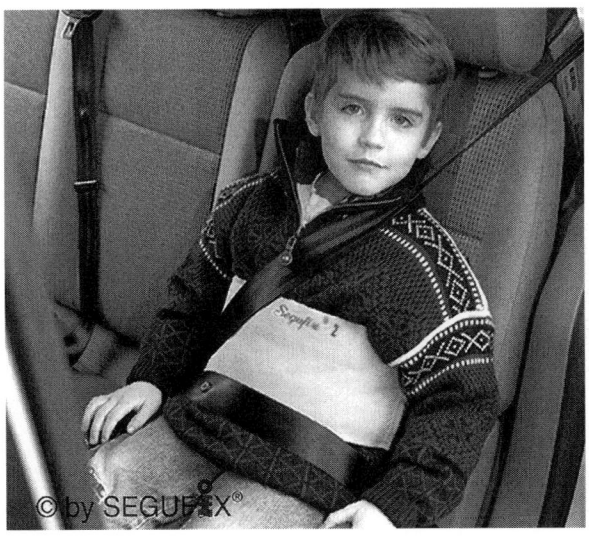

Abb. 35: Leibgurt (© SEGUFIX®-Bandagen)

4 Praxis mechanischer Fixierungen

Merke

Neben den Leibgurten, die ausschließlich einen Klettverschluss haben, gibt es auch Leibgurte, die zusätzlich noch mit Ösen für Schloss-Systeme (Metallsockel) ausgestattet sind.

Ein sogenannter *Multigurt* (in Größen von 1,60 bis 2,40 m) lässt sich z. B. um einen größeren Ohrensessel legen.

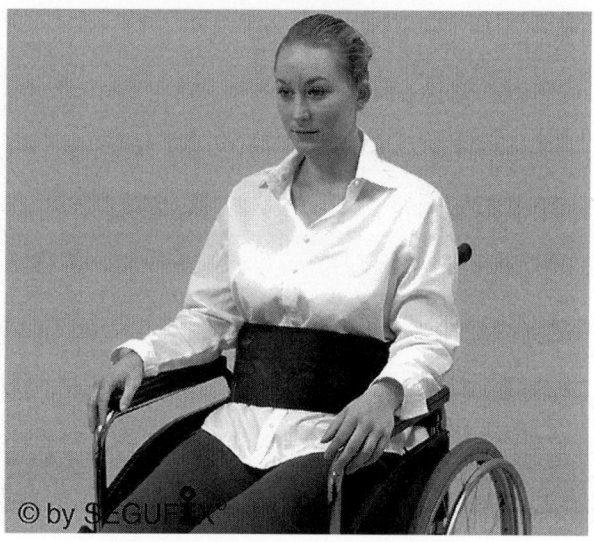

Abb. 36: Multigurt (© SEGUFIX®-Bandagen)

Ein *Rückhaltegurt* stützt als FEM den Oberkörper des sitzenden Patienten und verhindert gleichzeitig ein Abrutschen von der Sitzfläche. Voraussetzung für das Anbringen ist ein Spalt zwischen Sitzfläche und Rückenlehne (▶ Abb. 37a–g).

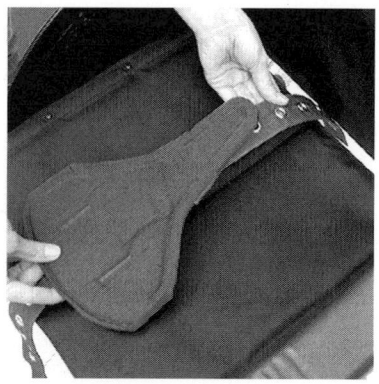
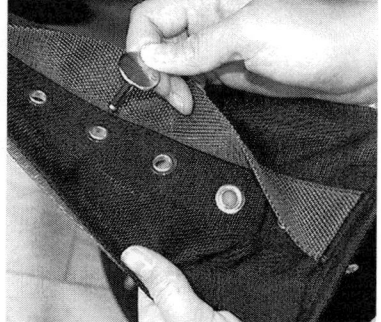

Abb. 37a–g: Rückhaltegurt (© SEGUFIX®-Bandagen)

4.5 Fixiergurtsysteme

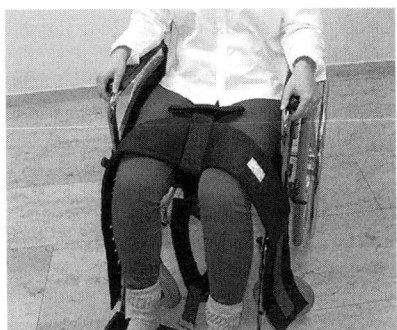
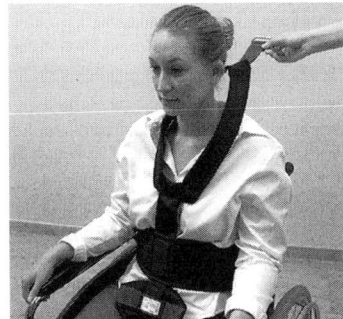

Abb. 37a–g:
Rückhaltegurt
(© SEGUFIX®-
Bandagen)
– Fortsetzung

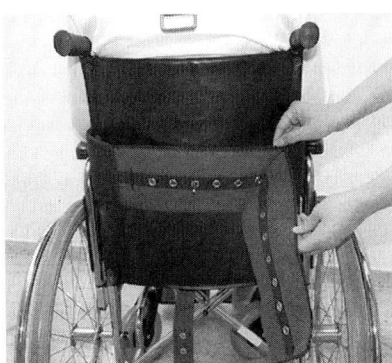
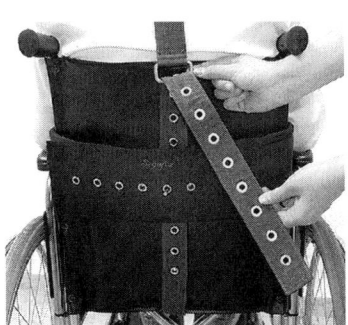

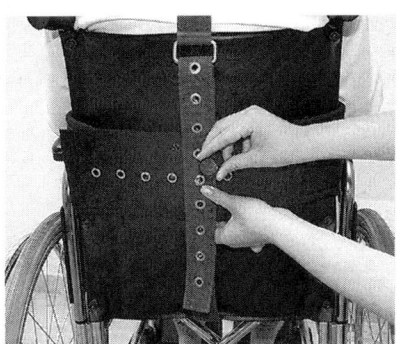

Befestigung eines Hosenträgergurtes am Rückenlehnengurt:

- Der gepolsterte linke und rechte Schultergurt des Hosenträgergurtes wird erst durch die einzelne untere Schlaufe und dann durch die beiden oberen Schlaufen des Hosenträgergurtes geführt, damit sich der Rückenlehnengurt nicht lösen kann.
- Die obersten Schlaufen des Rückenlehnengurtes sollten sich dabei in Höhe der Schultern des sitzenden Patienten befinden, um eine aufrechte Sitzhaltung am besten zu gewährleisten.

Anbringen eines Hosenträgergurtes am Patienten:

- Das Schrittpolster (»umgekehrter Fahrradsattel«) wird für den Patienten angenehm positioniert.
- Die beiden jeweiligen Gurtenden, die vom Schrittpolster ausgehen, werden mit den gepolsterten Schultergurten in Brusthöhe des Pflegebedürftigen zusammengeführt, mit den Schnappverschlüssen geschlossen und straff gezogen. Dabei muss es möglich sein, eine flache Hand zwischen Patienten und Gurt zu schieben.
- Das Einrasten der Schnappverschlüsse ist zu überprüfen.

Abb. 38a: Hosenträgergurt (© SEGUFIX®-Bandagen)

Abb. 38b: Hosenträgergurt (© SEGUFIX®-Bandagen)

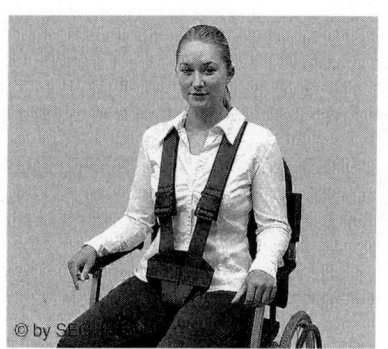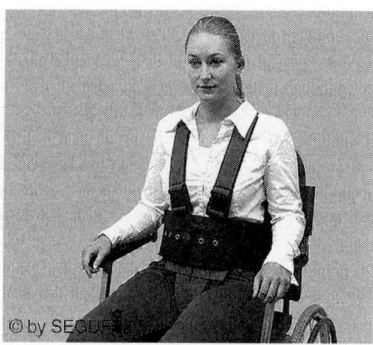

Merke

Der Hosenträgergurt darf nur in Verbindung mit dem Rückenlehnengurt und dem Leibgurt benutzt werden.

In Automobilen ersetzen diese Gurte nicht die gesetzlich vorgeschriebenen Sicherheitsgurte (Dreipunkt- und Beckengurt). Sie dürfen nur als zusätzliche Stützung oder Positionierung des Patienten angebracht werden.

Der Hosenträgergurt unterstützt die aufrechte Körperhaltung von schwachen Patienten (Unterstützung der Pneumonieprophylaxe) und verhindert das Durchrutschen (Sturzprophylaxe) nach unten. Er ist hilfreich, wenn der Patient tagsüber zu viel im Sitzen schläft (Vermeidung einer Tag-Nacht-Umkehr). Sinnvoll ist er auch, wenn dieser aufgrund einer hängenden Haltung hauptsächlich auf den Fußboden sieht und sich infolge der Reizarmut (psychischer Hospitalismus) seine Desorientiertheit verstärkt und er vielleicht sogar beginnt, die Fußbodenplatten zu zählen. Das aufrechte Sitzen unterstützt die Realitätsorientierung. Der Betroffene kann beispielsweise die jahreszeitliche Dekoration in der Pflegeeinrichtung, die Räumlichkeiten und gegenwärtige Situation sowie den Blickkontakt der Pflegekräfte besser wahrnehmen.

Trotz der Argumente, die für einen solchen Sitzgurt sprechen, besteht eine hohe Gefahr, dass der Pflegebedürftige mit seinem Stuhl aufsteht und stürzt. Insbesondere unkooperative Pflegebedürftige sind gefährdet. Demenziell

Erkrankte zeigen häufig »Automatismen«, d. h. sie bemerken z. B. das Gefühl von Hosenträgern. Diese haben viele von ihnen jahrelang getragen, sodass sie sich nun (wie automatisch) auskleiden und dabei aufstehen wollen. Sämtliche Signale wie Telefonläuten, Kirchenglocken, knarrende Türen können desorientierte Menschen zu solchen »Automatismen« und damit zum Aufstehen bewegen. Ein Pflegebedürftiger im Sitzgurt sollte daher sicherheitshalber ständig beobachtet werden.

Damit ein Patient nicht stundenlang in einer reizarmen Umgebung sitzt, schlagen ihm Pflegende gern einen Platz auf dem Flur (oder gar an der Treppe) vor, wo er viel sehen kann und Abwechslung sowie die Möglichkeit, sich zu unterhalten hat. Sitzgurte verhindern jedoch nicht das Umkippen des Stuhles. Das Risiko von Treppenstürzen in Sitzgurten ist sehr hoch. Rotweiße Absperrketten sind z. T. traurige Zeugen von schlimmen Todesfällen in Pflegeeinrichtungen. Ein Pflegebedürftiger im Sitzgurt ist daher entsprechend der jeweiligen Umgebung, vor allem auf dem Flur und vor Treppen, besonders zu beobachten (▶ Kap. 5.1).

4.5.3 Akut-Fixiersystem

Akut-Fixierungen dienen zur schnellen Fixierung in besonderen (akuten) Situationen wie beispielsweise bei fremdaggressiven Patienten, die so große Kräfte entwickeln, dass sie nur von mehreren Pflegenden gemeinsam fixiert werden können. Erfahrene Pflegefachkräfte sprechen sich für Akut-Fixierungen aus, bei denen Schulter-, Hand- und Fußhalterungen bereits direkt am Gurt angenäht sind. Dabei muss z. B. die Handhalterung nicht erst durch die dafür vorgesehene Schlaufe am Bauchgurt gezogen werden. Bei Akut-Fixierungen kann das zu fixierende Körperteil an der am Gurt angenähten Manschette schneller fixiert werden. Eine Pflegeperson hält die Extremität fest, während eine zweite den Klettverschluss der Manschette schließt und anschließend auch den Fixiergurt um das Körperteil herum befestigt. Die Verwendung der Akut-Fixierung-Schulter schränkt den Betroffenen in seiner Fähigkeit ein, sich aufzurichten. Er wird mit dem Brustkorb an der Matratze fixiert. Ebenso bewegungseinschränkend sind die Akut-Fixierung-Hand und die Akut-Fixierung-Fuß. Die Beweglichkeit der Hand- bzw. Fußgelenke wird durch die Akut-Fixierungen sehr stark eingeschränkt. Bewegungen des Betroffenen können z. B. bei der Verwendung einer Akut-Fixierung-Fuß rasch zu einem Fersendekubitus führen, wenn das erhöhte Dekubitusrisiko nicht erkannt wird und eine adäquate Dekubitusprophylaxe ausbleibt.

Akut-Fixierungen-Hand werden z. B. angewandt, wenn sich ein Pflegebedürftiger (bei bereits benutzter verlängerter Handfixierung) den Harnblasenverweilkatheter zieht. Die zunächst gewährte relativ humane Fixierung mittels Handverlängerung oder Fixierung der Handhalterung allein an den Metallsockel des Bauchgurtes ist dann ggf. nicht mehr ausreichend. Die Akut-Fixierung ist immer eine starre Fixierung im Gegensatz zu Handhalterung, die hinsichtlich der Bewegungsmöglichkeit der Hände variabel eingestellt werden kann.

Eine Akut-Fixierung-Fuß kann z. B. erforderlich sein, wenn sich der Betroffene wegen der relativen Bewegungsfreiheit durch Tritte gegen das Bettseitenteil seine Außenknöchel verletzt. Bei dieser strengen Fixierung des Fußes ist der Fersenkontrollgriff wichtig, weil die Ferse (insbesondere bei Bewegungen des Betroffenen) starken Reibungs- und Scherkräften ausgesetzt ist. Erst wenn die Pflegeperson unter die Ferse fassen kann (Fersenfreilagerung), sind die Füße richtig gelagert. Viele Pflegebedürftige verrutschen aber oft im Bett oder verändern die Position ihrer Beine und Füße (wenngleich auch nur minimal), sodass die Hohllagerung der Fersen dann nicht mehr gegeben ist und die Fersen auf der Matratze aufliegen. Alternativ werden aufgeblasene oder mit Wasser gefüllte Handschuhe verwendet. Dazu werden zwei nicht perforierte Einmalhandschuhe mit Luft oder warmem Wasser gefüllt, fest zugeknotet und unter die Fersen des dekubitusgefährdeten Pflegebedürftigen gelegt. Um dem Verrutschen entgegenzuwirken, kann der Handschuh mit einer Binde locker um die Ferse gebunden werden. Dabei hält die Körperwärme des Pflegebedürftigen den mit Wasser befüllten Handschuh gut warm. Der Vorteil gegenüber der Fersenfreilagerung liegt in der besseren Verteilung des aufliegenden Körpergewichts, weil die Beine bei der Fersenfreilagerung mittels eines Kissens unter den Waden häufig in der Luft schweben, steigt der Druck auf das Gesäß an. Dabei ist die Gefahr von Druckstellen an den Fersen durchaus reduziert, die Dekubitusgefahr im Bereich des Steißbeins dagegen erhöht. Beide Pflegemaßnahmen (Fersenfreilagerung und Verteilung der Aufliegefläche) sollten bekannt sein und in der Praxis entsprechend der beobachteten Wirkungen auf den einzelnen Pflegebedürftigen individuell eingesetzt werden.

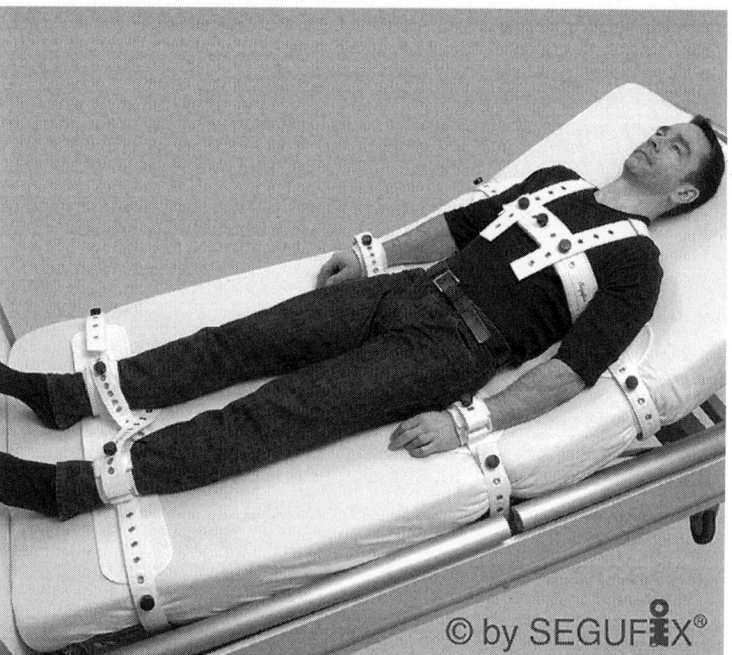

Abb. 39: Akut-Fixierung-Schulter, -Hand und –Fuß (© SEGUFIX®-Bandagen)

4.5 Fixiergurtsysteme

Befestigung der Akut-Fixierung-Schulter am Bett:

- Die Akut-Fixierung-Schulter besteht aus einem breiten Bettfixiergurt mit zwei Ösengurten und einem gepolsterten Brustgurt mit zwei Ösengurten. Sie wird in Brusthöhe so auf die Matratze gelegt, dass der gepolsterte Brustgurt oben aufliegt. Die schmalen Ösengurte des Brustgurtes zeigen in Richtung Kopfende.
- Der Ösengurt wird jeweils auf beiden Seiten der Matratze von innen nach außen um den Bettrahmen oder den Rahmen des höhenverstellbaren Kopfteils herumgeführt.
- Die Gurte dürfen den Bewegungsmechanismus des Bettes nicht beeinträchtigen. So muss der Ösengurt fest nach unten gezogen, um den Rahmen und dann nach oben geführt und straff angezogen mit einer Öse auf den Sockel des Schlosses gelegt werden, auf den abschließend der Knopf gesteckt wird.

Anlegen der Akut-Fixierung-Schulter am Patienten:

- Auf der Innenseite des Brustgurtes ist eine Tasche, die die Sockel der drei Schlösser hält.
- Entsprechend des Brustumfangs des Patienten werden die Sockel in die Ösen gesteckt.
- Der Brustgurt wird um die Brust des Patienten gelegt und mit einem Schloss in der Mitte gesichert.
- Die vielen Ösen ermöglichen eine individuelle Anpassung. Die Fixierung muss eng anliegen, darf aber die Atmung nicht beeinträchtigen. Es muss möglich sein, zwischen den Patienten und den Gurt eine flache Hand zu schieben.
- Die beiden Ösengurte werden über die Schultern zu den beiden äußeren Schlössern des Brustgurtes geführt und mit Verschlussknöpfen gesichert.

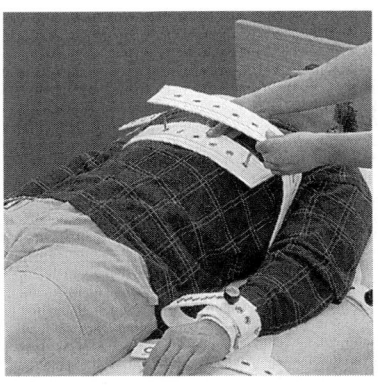
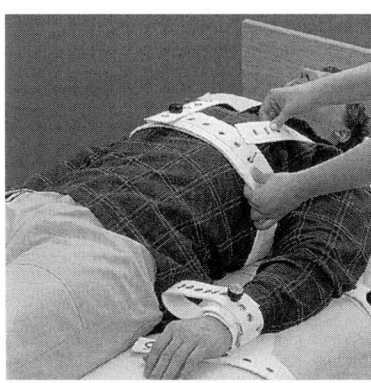

Abb. 40a+b: Befestigung einer Akut-Fixierung-Schulter (© SEGUFIX®-Bandagen)

> **Merke**
>
> Keiner der beiden Ösengurte darf den Patienten im Hals- oder Nackenbereich beeinträchtigen. Darum sollten sie möglichst weit auseinander fixiert werden, sodass die Gurte auf dem Brustkorb des Patienten ein »breites« H bilden.

Die Akut-Fixierung-Schulter darf nur in Kombination mit der Akut-Fixierung-Hand und der Akut-Fixierung-Fuß benutzt werden.

Abb. 41: Akut-Fixierung-Fuß (© SEGUFIX®-Bandagen)

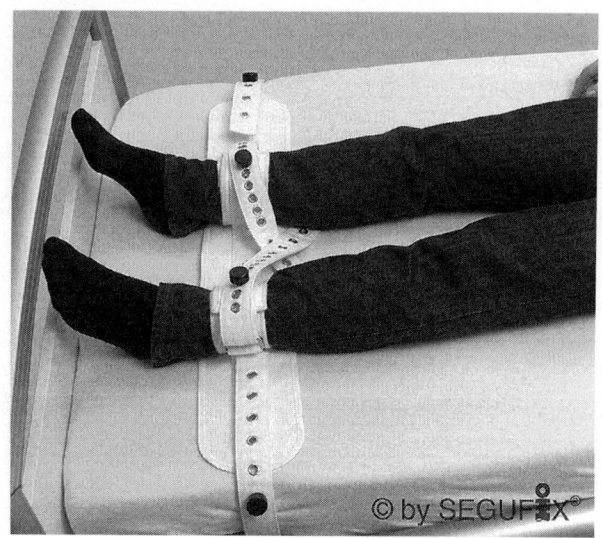

Befestigung der Akut-Fixierung-Hand- und -Fuß am Bett:

- Die Akut-Fixierungen-Hand und -Fuß bestehen aus einem breiten Bettfixiergurt mit je zwei gepolsterten Hand- bzw. Fußhalterungen.
- Die Befestigung erfolgt auf die gleiche Weise wie bei der Akut-Fixierung-Schulter beschrieben.
- Der Bettfixiergurt wird mit den beiden Ösengurten am Bettrahmen oder am Rahmen des höhenverstellbaren Kopf- oder Fußteils jeweils in Hand- bzw. Fußhöhe befestigt.

Anlegen der Akut-Fixierung-Hand- und -Fuß am Patienten:

- Der flauschige Teil der Manschette wird fest um das Hand- bzw. Fußgelenk des Patienten gelegt.
- Der Klettverschluss am Ende der Manschette verhindert nach dem Schließen das Verrutschen.

4.5 Fixiergurtsysteme

- Das geöste Gurtteil wird durch die Metallschnallen an der Manschette geführt und über die Metallschnalle gegenläufig (in entgegensetzter Richtung) festgezogen.
- Danach wird das festgezogene geöste Gurtteil auf den Sockel gelegt und dieser mit einem Knopf gesichert.

> **Merke**
>
> Die Hand- bzw. Fußhalterung sollte so eng wie möglich anliegen, ohne die Blutzirkulation zu behindern.

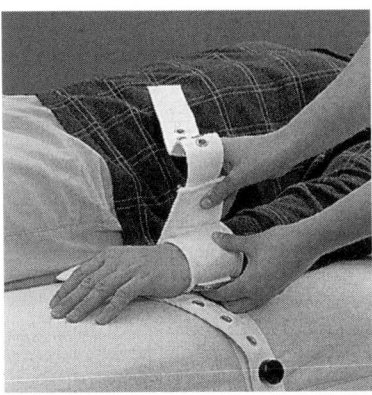
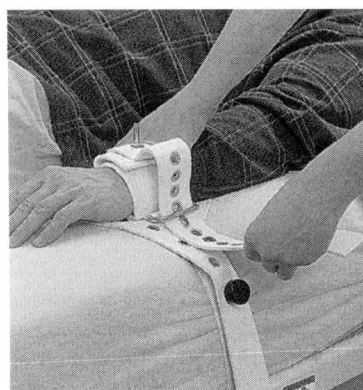
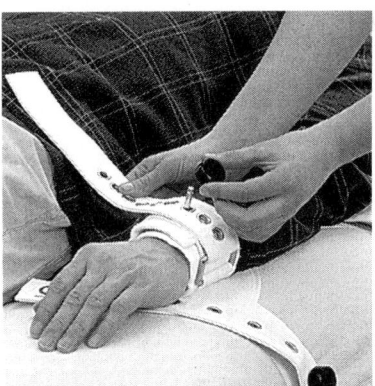

Abb. 42a–c: Anlegen der Akut-Fixierung-Hand (© SEGUFIX®-Bandagen)

Oberschenkel-Akut-Fixierung

Eine Oberschenkel-Akut-Fixierung wird zur Einschränkung der Bewegungsfreiheit der Beine angewandt. Sie dient als Erweiterung der Fünf-Punkt-Fixierung, kann aber auch separat eingesetzt werden, z. B. zur Funktionssicherung von Harnblasenverweilkathetern. Die Oberschenkelfixierung kann knapp oberhalb der Knie des Pflegebedürftigen angebracht werden (je nach Indikation auch höher). Die Befestigung am Bett sowie das Anlegen am Patienten erfolgt (in Oberschenkelhöhe) wie bei den oben aufgeführten Fixierungen beschrieben.

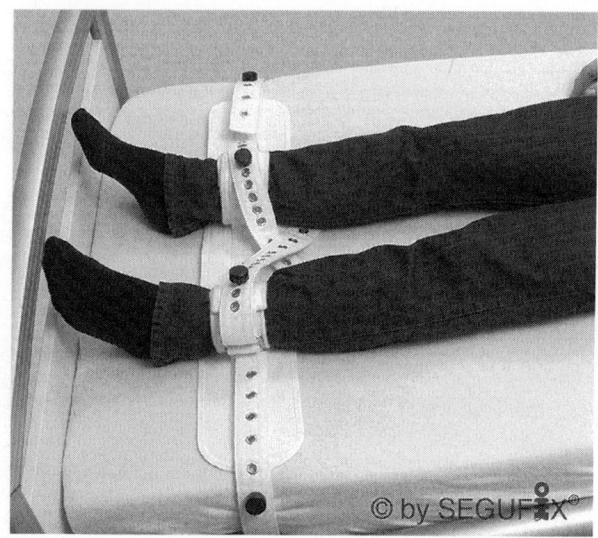

Abb. 43: Oberschenkel-Akut-Fixierung (© SEGUFIX®-Bandagen)

Merke

Jeder einzelne Gurt ist separat einwilligungs- bzw. ärztlich anordnungs- und richterlich genehmigungspflichtig (▶ Kap. 1).

5 Beaufsichtigung, Dokumentation und Qualitätssicherung der FEM

5.1 Beaufsichtigung, FEM-Protokoll

Für die Dauer der Fixierung muss der Patient durch die Pflegenden beobachtet und betreut werden. Aus Beweisgründen ist immer ein Fixierprotokoll zu führen. Das PsychKG-NRW verlangt bei Fixierungen die Sicherstellung einer ständigen persönlichen Bezugsbegleitung sowie die Beobachtung mit kontinuierlicher Kontrolle der Vitalfunktionen. Im Einzelfall ist es erforderlich, auch einen teilfixierten Patienten lückenlos optisch und akustisch zu überwachen.

Das Zeitintervall von Beobachtung und Betreuung ist, sofern noch nicht alle vier Extremitäten der Person fixiert sind, von der Pflegefachkraft individuell festzulegen. In einigen psychiatrischen Einrichtungen ist bereits bei der Verwendung eines Bauchfixiergurtes eine Sitzbereitschaft obligatorisch. Andere Einrichtungen beobachten die Fixierung alle zwei Stunden (entsprechend des Rhythmus des Positionierungswechsels) oder legen als verantwortliche Pflegefachkraft individuelle Intervalle zur Beaufsichtigung fest. Auch der Arzt und/oder der Richter können diesbezüglich Angaben machen. Bei Sitzfixierungen ist eine kontinuierliche Beobachtung erforderlich, weil das Sturzrisiko mit einem Stuhl sehr hoch ist. Schließlich gibt es für mobile Stühle keinen Sitzgurt, der es unterbinden könnte, dass eine darin fixierte Person mit dem Stuhl aufsteht bzw. mitsamt des Stuhles zur Seite hin, nach hinten oder nach vorne umkippt oder eine ungesicherte Treppe hinunterstürzt (▶ Kap. 4.5.3).

> **Merke**
>
> Für die Dauer einer FEM kann es keine verbindlichen Zeitvorgaben, wie etwa 24 Stunden oder 2 Tage geben, da eine FEM grundsätzlich als Ultima Ratio (letztes Mittel) zu betrachten ist. Die Pflegefachkraft hat jeweils in Kooperation mit dem interdisziplinären Team die Aufgabe, so schnell wie möglich das Pflegeproblem FEM zu lösen. Pflegeziel ist die Freiheit der Person. FEM sind auch pflegeprophylaktisch betrachtet, insgesamt grundsätzlich ungeeignet, um Gesundheit zu fördern und Krankheiten vorzubeugen.

Insbesondere bei einer psychisch kranken Person sind die Verletzungsrisiken durch die Fixierung hoch (z. B. Anschlagen des Kopfes oder anderer

Körperteile an die Wand oder auf harte Teile des Bettes). Wenn die Person Gefahren selbst nicht erkennen oder eine Gefährdung anderer Personen nicht ausgeschlossen werden kann, ist eine kontinuierliche Überwachung erforderlich. Es liegt in der Fachlichkeit der Pflegenden diese näher zu deklarieren. Hieraus resultierten häufig Maßnahmen wie Videoüberwachung und Sitzbereitschaft.

Das Bundesverfassungsgericht (BverfG) hat 2018 die Anforderungen an eine Fixierung erhöht. Bei einer Fixierung von fünf Körperstellen (5-Punkt-Fixierung) oder mehr, die länger als 30 min andauert, ist demnach unmittelbar eine Richterzustimmung erforderlich. Außerdem muss gemäß BverfG eine kontinuierliche *Sitzbereitschaft/Eins-zu-Eins-Betreuung* gewährleistet werden (► Kap. 1.11).

Das BverfG begründet in den Leitsätzen zum Urteil vom 24.07.2018 unter anderem:

> [...] »Auch bei sachgemäßer Durchführung könnten sich Patienten im Rahmen einer Fixierung oder einer Isolierung erheblich verletzen oder andere gesundheitliche Folgen wie eine Venenthrombose oder Lungenembolie durch die längerdauernde Immobilisation erleiden. Bei der Fixierung werde es als erforderlich angesehen, dass eine *kontinuierliche Eins-zu-eins-Überwachung mit persönlichem Kontakt für die Dauer der Maßnahme gewährleistet sei*. [Herv. d. Verf.] Bei einer Isolierung sei eine engmaschige Überwachung ebenfalls unverzichtbar. [...]«
>
> [...] »Während der Durchführung der Maßnahme ist jedenfalls bei einer 5-Punkt- oder 7-Punkt-Fixierung in der Unterbringung aufgrund der Schwere des Eingriffs und der damit verbundenen Gesundheitsgefahren grundsätzlich eine *Eins-zu-eins-Betreuung durch therapeutisches oder pflegerisches Personal zu gewähr-leisten*. [Herv. d. Verf.]«

Eine Videoüberwachung stellt zwar die Beobachtung des Betroffenen sicher, ist aber keine adäquate Betreuung der Personen, die vielleicht aufgrund ihrer Situation ohnehin bereits ein relativ eingeschränktes Selbstwertgefühl haben! Betreuung erfordert in diesem Fall auch Blick- und Hautkontakt. Dem Pflegebedürftigen darf mit einer FEM keinesfalls das Gefühl der Bestrafung vermittelt werden. Vielmehr ist es unbedingt notwendig, ihm ein Pflegeverständnis zu signalisieren, das den Wunsch der Pflegenden nach seiner Gesundheit umfasst. Aus beweisrechtlichen Gründen ist bei jeder FEM ein Protokoll zu führen. Fixierungen sind stets schriftlich zu dokumentieren, um hinsichtlich der Erforderlichkeit sowie der korrekten Anwendung einen hinreichenden haftungsrechtlichen Beweis vor Aufsichtsbehörden und Gerichten zu führen.

Ein Fixierungsprotokoll muss folgende Angaben enthalten:

- Welcher Patient wurde fixiert? (Name)
- Liegt eine Einwilligung des Patienten vor?
- Liegt eine richterliche Genehmigung vor? (Ort, Datum)
- Welcher Arzt hat die Fixierung angeordnet und wie lange?
- Wurden die Angehörigen bereits darüber informiert?
- Welche Pflegepersonen waren an der Fixierung beteiligt?

- Wie lange war der Patient fixiert? (Dauer, lückenlos von ... bis ... Uhr, die Zeitpunkte des Anbringens und auch des Lösens der FEM müssen dokumentiert sein.)
- Wie und durch wen wurde die Beobachtung und Betreuung des Fixierten sichergestellt?
- Warum wurde der Patient fixiert? (Grund)
- In welcher Art und in welchem Umfang erfolgte die Fixierung?
- Welche besonderen Maßnahmen wurden während der Fixierung ergriffen? (Applikation von Sedativa, Monitoring, Sitzbereitschaft)

Kasten 5: FEM-Protokoll

Bitte Zutreffendes ankreuzen und alle erforderlichen Angaben ausfüllen:
Name, Vorname: _____
Adresse: _____
Betreuer: _____
Diagnose: _____
Angehörige: _____ ☐ *wurden informiert*
Grund der Fixierung: ☐ *Eigengefährdung*
  ☐ *Fremdgefährdung*
  ☐ *Herausfordernde Verhaltensweisen (Eskalation)*
  ☐ *Pathologische Unruhe*
Einwilligung des Patienten: ☐ *Vorhanden*
  ☐ *Nicht vorhanden*
Art der Fixierung: ☐ *Leibgurt*
  ☐ *Bettseitenteile*
  ☐ *Sitzgurt*
  ☐ *Sonstiges:* _____
Anlegen/Lösen der FEM:*
_____
_____
_____
_____
_____
_____

* *Datum, Uhrzeit, Pflegemaßnahme, Beobachtungen und Betreuung dokumentieren*
Anlagen: Bitte anheften bzw. zu den Akten legen.
☐ *Einwilligung des Klienten*
☐ *Einwilligung des Betreuers*
☐ *Ärztliche Anordnung*
☐ *Genehmigung des Betreuungsgerichtes*

> **Merke**
>
> Die Festlegung der Häufigkeit von Kontrollgängen ist individuell zu treffen. Auch hier spielt die Fachlichkeit der Pflegekräfte eine große Rolle.

Dokumentation der FEM

Die Fixierung erfolgte gemäß der in der Pflegeplanung (Lebensaktivität »Für Sicherheit sorgen«) formulierten üblichen Fixierzeiten und wurde durch die verantwortliche Pflegefachkraft (▶ Handzeichen) kontrolliert:

Kasten 6:
Standardisierte Dokumentation der FEM

Datum	*Frühdienst*	*Spätdienst*	*Nachtdienst*

Merke

Abweichungen von einer solchen standardisierten Protokollierung der FEM sind separat zu dokumentieren. Die Tage in einer Pflegeeinrichtung sind zwar ähnlich, aber nicht immer gleich. So müssen bei der Verwendung einer zeitsparenden standardisierten Dokumentation individuelle Situationen, in denen die FEM gelöst wurde (z. B. bei einem Angehörigenbesuch), im Pflegebericht aufgeführt werden. Insbesondere psychiatrische Abteilungen lehnen diese Art der Dokumentation ab. Dort schreiben einrichtungsinterne Handlungsanweisungen ein kontinuierliches, nicht standardisiertes FEM-Protokoll vor. Dabei werden jeweils das Datum, die Uhrzeit, die Art der Maßnahme, der Grund sowie die Beobachtung und die Betreuung dokumentiert.

5.2 FEM-Pflegequalitätsstandard

Der folgende Pflegequalitätsstandard der Psychiatrischen Uniklinik Heidelberg (Psychiatrisches Universitätsklinikum Heidelberg 2001) kann im Arbeitsalltag als Entscheidungshilfe für eine angemessene Vorgehensweise bei FEM dienen:

Strukturkriterien:

1. Ein Gesetzestext, die FEM betreffend, ist auf den Abteilungen hinterlegt und allen, die mit Fixierung arbeiten, bekannt.
2. Die Indikation, Durchführung und Dokumentationspflicht ist dem Arzt und den Pflegenden bekannt.
3. Das klinikeinheitliche Dokumentationsblatt für die FEM ist vorhanden.
4. Der Umgang mit den Fixiergurten ist bekannt und erprobt.
5. Das Fixiermaterial ist vollständig und wird laufend auf Vollständigkeit überprüft.

6. Die Eigengefährdung für den Patienten ist gegeben. Die Gefährdung von Mitpatienten und Personal ist sichtbar.
7. Eine Absprache im Team über die Notwendigkeit und Rechtfertigung der Zwangsmaßnahme findet statt.
8. Alternativen, die dem Patienten helfen können, sich zu beruhigen, sind erschöpft (reizarme Umgebung, Gespräch, Einzelbetreuung, freiwillige Medikamenteneinnahme).
9. Dem Team ist bekannt, dass jede Zwangsmaßnahme die Zusammenarbeit mit dem Patienten beeinträchtigen kann.
10. Die verantwortliche Pflegekraft wählt auf Grund ihrer Beobachtung und Erfahrung ausreichend Personal aus, um unnötige Gewalt zu vermeiden. Ggf. werden Mitarbeiter von anderen Stationen gerufen.
11. Bei Patientinnen ist eine weibliche Pflegekraft anwesend.
12. Die FEM findet unter Wahrung der Intimsphäre und der Würde des Patienten statt.
13. Das Zimmer wird festgelegt, evtl. ein Einzelzimmer oder ein Platz bestimmt, an dem der Patient vor Mitpatienten und Besuchern »geschützt« ist.
14. Das Bett steht frei im Raum und ist mit dem vollständigen Material zur FEM vorbereitet. Die Größe der Gurte ist bedacht, sie wird individuell auf den Patienten abgestimmt.
15. Die Pflegekraft weiß um die Verletzungsgefahr durch Gegenstände. Alle nicht benötigten und möglicherweise gefährlichen Gegenstände werden entfernt, sind nicht für den Patienten erreichbar. Brillen und Schmuck (beim Personal) sind abzulegen, um Verletzungen zu vermeiden.

Prozesskriterien:

1. Der Arzt hat den Patienten gesehen.
2. Der Arzt dokumentiert die Situation, die zur FEM führt und ordnet sie an. Die Form der FEM ist vom Arzt exakt und unmissverständlich festzulegen, ebenso die Zeitangabe zu dokumentieren.
3. Der Patient wird über die Maßnahme informiert. Das Teammitglied mit dem besten Kontakt zum Patienten führt das Gespräch. Der Patient wird aufgefordert, seine eventuell beengende Kleidung und/die, welche die FEM behindern könnte, auszuziehen. Gefahrenbereitende Gegenstände wie Feuerzeug, Tücher, Gürtel usw. werden entfernt. Schmuck, Brillen, Prothesen, Uhren werden abgelegt, ggf. wird dies von den Mitarbeitern vollzogen.
4. Die FEM findet unter Wahrung der Würde des Patienten statt, soweit dies möglich ist. Unnötige Gewalt wird vermieden.
5. Eine Pflegekraft ist im Zimmer stets anwesend (Sitzbereitschaft).
6. Die anwesende Pflegekraft trägt Sorge für die Erfüllung der Bedürfnisse des Patienten, soweit das möglich ist (Essen, Trinken, Hygiene usw.).
7. Die anwesende Pflegekraft verhindert eine zusätzliche Isolierung des Patienten.
8. Sie beobachtet den Patienten, um Gefahren abzuwenden oder zu verhindern. Sie überprüft die richtige Anwendung der FEM.
9. Sie überprüft regelmäßig die Vitalzeichen (Bewusstsein, Puls, Blutdruck, Atmung, Temperatur).
10. Die Überprüfung der Vitalzeichen und ggf. die Flüssigkeitsbilanz werden dokumentiert.
11. Die Pflegekraft gibt Informationen über den »Zustand« des Patienten an den Arzt weiter.
12. Sie überträgt dem Arzt im laufenden Prozess die Verantwortung für den Verlauf und Verbleib der Fixierung (Entfernen oder Beibehaltung der FEM). Die Handlung wird dokumentiert.
13. Sie reflektiert ihre Gefühle im Hinblick auf die FEM.
14. Sie gibt dem Patienten immer die Möglichkeit, über die FEM zu sprechen.

Ergebniskriterien:

1. Jede Pflegekraft kennt die Gesetzestexte in Bezug auf die FEM. Der Beschluss zur Fixierung ist im multidisziplinären Team gefasst worden.
2. Die Fixierung des Patienten ist korrekt unter Berücksichtigung der zuvor beschriebenen Kriterien durchgeführt worden.
3. Die Würde des Patienten ist, soweit es im Rahmen der Maßnahmen möglich war, gewährt worden.
4. Die Überwachung des Patienten war gewährleistet. Die Vitalzeichen wurden regelmäßig erhoben.
5. Die Dokumentation ist in allen Punkten erfolgt.
6. Die Eigengefährdung des Patienten ist ausgeschlossen worden.
7. Eine Fremdgefährdung durch den Patienten ist verhindert worden.
8. Dem Patienten ist die Möglichkeit gegeben worden, über sein Erleben während der FEM zu sprechen.
9. Die Reflexion der FEM hat im Team stattgefunden.

6 Relevante Gesetze

6.1 Artikel aus dem Grundgesetz (GG)

Art. 1 Abs. 1	Die Würde des Menschen ist unantastbar. Sie zu achten und zu schützen ist Verpflichtung aller staatlichen Gewalt.
Art. 2 Abs. 1	Jeder hat das Recht auf freie Entfaltung seiner Persönlichkeit, soweit er nicht die Rechte anderer verletzt und nicht gegen die verfassungsmäßige Ordnung oder das Sittengesetz verstößt.
Art. 2 Abs. 2	Jeder hat das Recht auf Leben und körperliche Unversehrtheit. Die Freiheit der Person ist unverletzlich. In diese Rechte darf nur auf Grund eines Gesetzes eingegriffen werden.
Art. 13 Abs. 1	Die Wohnung ist unverletzlich.
Art. 13 Abs. 2	Durchsuchungen dürfen nur durch den Richter, bei Gefahr im Verzuge auch durch die in den Gesetzen vorgesehenen anderen Organe angeordnet und nur in der dort vorgeschriebenen Form durchgeführt werden.
Art. 13 Abs. 3	Begründen bestimmte Tatsachen den Verdacht, dass jemand eine durch Gesetz einzeln bestimmte besonders schwere Straftat begangen hat, so dürfen zur Verfolgung der Tat auf Grund richterlicher Anordnung technische Mittel zur akustischen Überwachung von Wohnungen, in denen der Beschuldigte sich vermutlich aufhält, eingesetzt werden, wenn die Erforschung des Sachverhalts auf andere Weise unverhältnismäßig erschwert oder aussichtslos wäre. Die Maßnahme ist zu befristen. Die Anordnung erfolgt durch einen mit drei Richtern besetzten Spruchkörper. Bei Gefahr in Verzuge kann sie auch durch einen einzelnen Richter getroffen werden.
Art. 104 Abs. 1	*Rechte bei Freiheitsentziehung* Die Freiheit der Person kann nur auf Grund eines förmlichen Gesetzes und nur unter Beachtung der darin vorgeschriebenen Formen beschränkt werden. Festgehaltene Personen dürfen weder seelisch noch körperlich misshandelt werden.
Art. 104 Abs. 2	*Richtervorbehalt* Über die Zulässigkeit und Fortdauer einer Freiheitsentziehung hat nur der Richter zu entscheiden. Bei jeder

	nicht auf richterliche Anordnung beruhenden Freiheitsentziehung ist unverzüglich eine richterliche Entscheidung herbeizuführen. Die Polizei darf aus eigener Machtvollkommenheit niemanden länger als bis zum Ende des Tages nach dem Ergreifen in Gewahrsam halten. Das Nähere ist gesetzlich zu regeln.
Art. 104 Abs. 4	Von jeder richterlichen Entscheidung über die Anordnung oder Fortdauer einer Freiheitsentziehung ist unverzüglich ein Angehöriger des Festgehaltenen oder eine Person seines Vertrauens zu benachrichtigen.

6.2 Paragrafen aus dem Strafgesetzbuch (StGB)

§ 32 Abs. 1	*Notwehr* Wer eine Tat begeht, die durch Notwehr geboten ist, handelt nicht rechtswidrig.
§ 32 Abs. 2	Notwehr ist die Verteidigung, die erforderlich ist, um einen gegenwärtigen rechtswidrigen Angriff von sich oder einem anderen abzuwenden.
§ 34	*Rechtfertigender Notstand* Wer in einer gegenwärtigen, nicht anders abwendbaren Gefahr für Leben, Leib, Freiheit, Ehre, Eigentum oder ein anderes Rechtsgut eine Tat begeht, um die Gefahr von sich oder einem anderen abzuwenden, handelt nicht rechtswidrig, wenn bei Abwägung der widerstreitenden Interessen namentlich der betroffenen Rechtsgüter und des Grades der ihnen drohenden Gefahren, das geschützte Interesse das Beeinträchtigte wesentlich überwiegt. Dies gilt jedoch nur, soweit die Tat ein angemessenes Mittel ist, die Gefahr abzuwenden.
§ 223 StGB Abs. 1	*Körperverletzung* Wer eine andere Person körperlich misshandelt oder an der Gesundheit schädigt, wird mit Freiheitsstrafe bis zu fünf Jahren oder mit Geldstrafe bestraft.
§ 223 StGB Abs. 2	Der Versuch ist strafbar.
§ 229 StGB	*Fahrlässige Körperverletzung* Wer durch Fahrlässigkeit die Körperverletzung einer anderen Person verursacht, wird mit Freiheitsstrafe bis zu drei Jahren oder mit Geldstrafe bestraft.
§ 225 StGB Abs. 1	*Misshandlung Schutzbefohlener* Wer eine Person unter achtzehn Jahren oder eine wegen Gebrechlichkeit oder Krankheit wehrlose Person, die

	1. seiner Fürsorge oder Obhut untersteht 2. seinem Hausstand angehört 3. von dem Fürsorgepflichtigen seiner Gewalt überlassen worden oder 4. ihm im Rahmen eines Dienst- oder Arbeitsverhältnisses untergeordnet ist, quält oder roh misshandelt, oder wer durch böswillige Vernachlässigung seiner Pflicht, für sie zu sorgen, sie an der Gesundheit schädigt, wird mit Freiheitsstrafe von sechs Monaten bis zu zehn Jahren bestraft.
§ 225 StGB Abs. 2	Der Versuch ist strafbar.
§ 225 StGB Abs. 3	Auf Freiheitsstrafe nicht unter einem Jahr ist zu erkennen, wenn der Täter die schutzbefohlene Person durch die Tat in die Gefahr 1. des Todes oder einer schweren Gesundheitsschädigung oder 2. einer erheblichen Schädigung der körperlichen oder seelischen Entwicklung bringt.
§ 225 StGB Abs. 4	In minder schweren Fällen des Absatzes 1 ist auf Freiheitsstrafe von drei Monaten bis zu fünf Jahren, in minder schweren Fällen des Absatzes 3 auf Freiheitsstrafe von sechs Monaten bis zu fünf Jahren zu erkennen.
§ 239 Abs. 1	*Freiheitsberaubung* Wer einen Menschen einsperrt oder auf andere Weise der Freiheit beraubt, wird mit Freiheitsstrafe bis zu fünf Jahren oder mit Geldstrafe bestraft.
§ 239 Abs. 2	Der Versuch ist strafbar.
§ 239 Abs. 3	Auf Freiheitsstrafe von einem Jahr bis zu zehn Jahren ist zu erkennen, wenn der Täter das Opfer länger als eine Woche der Freiheit beraubt oder durch die Tat oder eine während der Tat begangene Handlung eine schwere Gesundheitsschädigung des Opfers verursacht.
§ 239 Abs. 4	Verursacht der Täter durch die Tat oder eine während der Tat begangene Handlung den Tod des Opfers, so ist die Strafe Freiheitsstrafe nicht unter drei Jahren.
§ 239 Abs. 5	In minder schweren Fällen des Absatzes 3 ist auf Freiheitsstrafe von sechs Monaten bis zu fünf Jahren, in minder schweren Fällen des Absatzes 4 auf Freiheitsstrafe von einem Jahr bis zu zehn Jahren zu erkennen.
§ 240 Abs. 1	*Nötigung* Wer einen Menschen rechtswidrig mit Gewalt oder durch Drohung mit einem empfindlichen Übel zu einer Handlung, Duldung oder Unterlassung nötigt, wird mit Freiheitsstrafe bis zu drei Jahren oder mit Geldstrafe bestraft.
§ 240 Abs. 2	Rechtswidrig ist die Tat, wenn die Anwendung der Gewalt oder die Androhung des Übels zu dem angestrebten Zweck als verwerflich anzusehen ist.

§ 240 Abs. 3 Der Versuch ist strafbar.

§ 240 Abs. 4 In besonders schweren Fällen ist die Strafe Freiheitsstrafe von sechs Monaten bis zu fünf Jahren. Ein besonders schwerer Fall liegt in der Regel vor, wenn der Täter
1. eine Schwangere zum Schwangerschaftsabbruch nötigt
2. seine Befugnisse oder seine Stellung als Amtsträger missbraucht.

6.3 Paragrafen aus dem Bürgerlichen Gesetzbuch (BGB)

§ 227 Abs. 1 *Notwehr* (s. § 32 StGB)
Eine durch Notwehr gebotene Handlung ist nicht widerrechtlich.

§ 227 Abs. 2 Notwehr ist diejenige Verteidigung, welche erforderlich ist, um einen gegenwärtigen rechtswidrigen Angriff von sich oder von einem anderen abzuwenden.

§ 253 Abs. 2 *Immaterieller Schaden*
Ist wegen einer Verletzung des Körpers, der Gesundheit, der Freiheit oder der sexuellen Selbstbestimmung Schadensersatz zu leisten, kann auch wegen des Schadens, der nicht Vermögensschaden ist, eine billige Entschädigung in Geld gefordert werden.

§ 280 Abs. 1 *Schadensersatz wegen Pflichtverletzung*
Verletzt der Schuldner eine Pflicht aus dem Schuldverhältnis, so kann der Gläubiger Ersatz des hierdurch entstehenden Schadens verlangen. Dies gilt nicht, wenn der Schuldner die Pflichtverletzung nicht zu vertreten hat.

§ 823 Abs. 1 *Schadensersatzpflicht wegen Rechtsgutsverletzung*
Wer vorsätzlich oder fahrlässig das Leben, den Körper, die Gesundheit, die Freiheit, das Eigentum oder ein sonstiges Recht eines anderen widerrechtlich verletzt, ist dem anderen zum Ersatz des daraus entstehenden Schadens verpflichtet.

§ 823 Abs. 2 *Schadensersatz wegen Verstoß gegen ein gesetzliches Verbot*
Die gleiche Verpflichtung trifft denjenigen, welcher gegen ein den Schutz eines anderen bezweckendes gesetzliches Verbot verstößt.

§ 1626 Abs. 1 *Elterliche Sorge, Grundsätze*
Die Eltern haben die Pflicht und das Recht, für das minderjährige Kind zu sorgen (elterliche Sorge). Die elterliche

	Sorge umfasst die Sorge für die Person des Kindes (Personensorge) und das Vermögen des Kindes (Vermögenssorge).
§ 1631 b	*Mit Freiheitsentziehung verbundene Unterbringung* Eine Unterbringung des Kindes, die mit Freiheitsentziehung verbunden ist, ist nur mit Genehmigung des Familiengerichts zulässig. Ohne die Genehmigung ist die Unterbringung nur zulässig, wenn mit dem Aufschub Gefahr verbunden ist; die Genehmigung ist unverzüglich nachzuholen. Das Gericht hat die Genehmigung zurückzunehmen, wenn das Wohl des Kindes die Unterbringung nicht mehr erfordert.
§ 1896 Abs. 1	*Vormundschaft/Voraussetzungen* Kann ein Volljähriger auf Grund einer psychischen Krankheit oder einer körperlichen, geistigen oder seelischen Behinderung seine Angelegenheiten ganz oder teilweise nicht besorgen, so bestellt das Betreuungsgericht auf seinen Antrag oder von Amts wegen für ihn einen Betreuer. Den Antrag kann auch ein Geschäftsunfähiger stellen. Soweit der Volljährige auf Grund einer körperlichen Behinderung seine Angelegenheiten nicht besorgen kann, darf der Betreuer nur auf Antrag des Volljährigen bestellt werden, es sei denn, dass dieser seinen Willen nicht kundtun kann.
Abs. 1a	Gegen den freien Willen des Volljährigen darf ein Betreuer nicht bestellt werden.
Abs. 2	Ein Betreuer darf nur für Aufgabenkreise bestellt werden, in denen die Betreuung erforderlich ist. Die Betreuung ist nicht erforderlich, soweit die Angelegenheiten des Volljährigen durch einen Bevollmächtigten, der nicht zu den in § 1897 Abs. 3 bezeichneten Personen gehört, oder durch andere Hilfen, bei denen kein gesetzlicher Vertreter bestellt wird, ebenso gut wie durch einen Betreuer besorgt werden können.
Abs. 3	Als Aufgabenkreis kann auch die Geltendmachung von Rechten des Betreuten gegenüber seinem Bevollmächtigten bestimmt werden.
Abs. 4	Die Entscheidung über den Fernmeldeverkehr des Betreuten und über die Entgegennahme, das Öffnen und das Anhalten seiner Post werden vom Aufgabenkreis des Betreuers nur dann erfasst, wenn das Gericht dies ausdrücklich angeordnet hat.
§ 1897 Abs. 3	*Bestellung einer natürlichen Person* Wer zu einer Anstalt, einem Heim oder einer sonstigen Einrichtung, in welcher der Volljährige untergebracht ist oder wohnt, in einem Abhängigkeitsverhältnis oder in einer anderen engen Beziehung steht, darf nicht zum Betreuer bestellt werden. *Vorschriften über die Betreuung*

§ 1901 Abs. 1	Die Betreuung umfasst alle Tätigkeiten, die erforderlich sind, um die Angelegenheiten des Betreuten nach Maßgabe der folgenden Vorschriften rechtlich zu besorgen.
§ 1901 Abs. 2	Der Betreuer hat die Angelegenheiten des Betreuten so zu besorgen, wie es dessen Wohl entspricht. Zum Wohl des Betreuten gehört auch die Möglichkeit, im Rahmen seiner Fähigkeiten sein Leben nach seinen eigenen Wünschen und Vorstellungen zu gestalten.
§ 1901 Abs. 3	Der Betreuer hat Wünschen des Betreuten zu entsprechen, soweit dies dessen Wohl nicht zuwiderläuft und dem Betreuer zuzumuten ist. Dies gilt auch für Wünsche, die der Betreute vor der Bestellung des Betreuers geäußert hat, es sei denn, dass er an diesen Wünschen erkennbar nicht festhalten will. Ehe der Betreuer wichtige Angelegenheiten erledigt, bespricht er sie mit dem Betreuten, sofern dies dessen Wohl nicht zuwiderläuft.
§ 1901 Abs. 4	Innerhalb seines Aufgabenkreises hat der Betreuer dazu beizutragen, dass Möglichkeiten genutzt werden, die Krankheit oder Behinderung des Betreuten zu beseitigen, zu bessern, ihre Verschlimmerung zu verhüten oder ihre Folgen zu mildern.
§ 1901 Abs. 5	Werden dem Betreuer Umstände bekannt, die eine Aufhebung der Betreuung ermöglichen, so hat er dies dem Betreuungsgericht mitzuteilen. Gleiches gilt für Umstände, die eine Einschränkung des Aufgabenkreises ermöglichen oder dessen Erweiterung, die Bestellung eines weiteren Betreuers oder die Anordnung eines Einwilligungsvorbehalts (§ 1903) erfordern.
§ 1903 Abs. 1	*Einwilligungsvorbehalt* Soweit dies zur Abwendung einer erheblichen Gefahr für die Person oder das Vermögen des Betreuten erforderlich ist, ordnet das Betreuungsgericht an, dass der Betreute zu einer Willenserklärung, die den Aufgabenkreis des Betreuers betrifft, dessen Einwilligung bedarf (Einwilligungsvorbehalt). [...]
§ 1903 Abs. 2	Ein Einwilligungsvorbehalt kann sich nicht erstrecken auf Willenserklärungen, die auf Eingehung einer Ehe oder Begründung einer Lebenspartnerschaft gerichtet sind, auf Verfügungen von Todes wegen und auf Willenserklärungen, zu denen ein beschränkt Geschäftsfähiger nach den Vorschriften des Buches vier und fünf nicht der Zustimmung seines gesetzlichen Vertreters bedarf.
§ 1903 Abs. 3	Ist ein Einwilligungsvorbehalt angeordnet, so bedarf der Betreute dennoch nicht der Einwilligung seines Betreuers, wenn die Willenserklärung dem Betreuten lediglich einen rechtlichen Vorteil bringt. Soweit das Gericht nichts anderes anordnet, gilt dies auch, wenn die Willenserklä-

rung eine geringfügige Angelegenheit des täglichen Lebens betrifft. Soweit dies zur Abwendung einer erheblichen Gefahr für die Person oder das Vermögen des Betreuten erforderlich ist, ordnet das Betreuungsgericht an, dass der Betreute zu einer Willenserklärung, die den Aufgabenkreis des Betreuers betrifft, dessen Einwilligung bedarf (Einwilligungsvorbehalt).

§ 1903 Abs. 4 § 1901 Abs. 5 gilt entsprechend.

§ 1906 Abs. 1 *Genehmigung des Betreuungsgerichts bei der Unterbringung*
Eine Unterbringung des Betreuten durch den Betreuer, die mit Freiheitsentziehung verbunden ist, ist nur zulässig, solange sie zum Wohl des Betreuten erforderlich ist, weil
1. auf Grund einer psychischen Krankheit oder geistigen oder seelischen Behinderung des Betreuten die Gefahr besteht, dass er sich selbst tötet oder erheblichen gesundheitlichen Schaden zufügt, oder
2. eine Untersuchung des Gesundheitszustands, eine Heilbehandlung oder ein ärztlicher Eingriff notwendig ist, ohne die Unterbringung des Betreuten nicht durchgeführt werden kann und der Betreute auf Grund einer psychischen Krankheit oder geistigen oder seelischen Behinderung die Notwendigkeit der Unterbringung nicht erkennen oder nicht nach dieser Einsicht handeln kann.

§ 1906 Abs. 2 Die Unterbringung ist nur mit Genehmigung des Betreuungsgerichts zulässig. Ohne die Genehmigung ist die Unterbringung nur zulässig, wenn mit dem Aufschub Gefahr verbunden ist; die Genehmigung ist unverzüglich nachzuholen.

§ 1906 Abs. 3 Der Betreuer hat die Unterbringung zu beenden, wenn ihre Voraussetzungen wegfallen. Er hat die Beendigung der Unterbringung dem Betreuungsgericht anzuzeigen.

§ 1906 Abs. 4 Die Absätze 1 bis 3 gelten entsprechend, wenn dem Betreuten, der sich in einer Anstalt, einem Heim oder einer sonstigen Einrichtung aufhält, ohne untergebracht zu sein, durch mechanische Vorrichtungen, Medikamente oder auf andere Weise über einen längeren Zeitraum oder regelmäßig die Freiheit entzogen werden soll.

§ 1906 Abs. 5 Die Unterbringung durch einen Bevollmächtigten und die Einwilligung eines Bevollmächtigten in Maßnahmen nach Absatz 4 setzt voraus, dass die Vollmacht schriftlich erteilt ist und die in den Absätzen 1 und 4 genannten Maßnahmen ausdrücklich umfasst. Im Übrigen gelten die Absätze 1 bis 4 entsprechend.

6.4 Paragrafen aus dem Psychisch-Kranken-Gesetz NRW (PsychKG-NRW)

§ 10 Abs. 2	Unterbringung und Aufsicht Eine Unterbringung im Sinne dieses Gesetzes liegt vor, wenn Betroffene gegen ihren Willen oder gegen den Willen Aufenthaltsbestimmungsberechtigter oder im Zustand der Willenlosigkeit in ein psychiatrisches Fachkrankenhaus, eine psychiatrische Fachabteilung eines Allgemeinkrankenhauses oder einer Hochschulklinik (Krankenhaus) eingewiesen werden und dort verbleiben. Die §§ 1631b, 1800, 1915 und 1906 BGB bleiben unberührt. Die Krankenhäuser haben durch geeignete Maßnahmen sicherzustellen, dass sich die Betroffenen der Unterbringung nicht entziehen. Die Unterbringung soll so weitgehend wie möglich in offenen Formen durchgeführt werden.
§ 12	*Sachliche Zuständigkeit* Die Unterbringung wird auf Antrag der örtlichen Ordnungs-behörde im Benehmen mit dem Sozialpsychiatrischen Dienst vom zuständigen Amtsgericht angeordnet. Dem Antrag ist ein den §§ 321 und 331 FamFG, bei Minderjährigen in Verbindung mit §§ 167 Absatz 1 und 6 sowie 151 Nummer 7 FamFG entsprechendes ärztliches Zeugnis beizufügen. Antragstellung und Unterbringung sind von der örtlichen Ordnungsbehörde zu dokumentieren und dem Sozialpsychiatrischen Dienst der unteren Gesundheitsbehörde unverzüglich mitzuteilen.
§ 18 Abs. 1	*Behandlung* Während der Unterbringung besteht ein Anspruch auf eine medizinisch notwendige und im Sinne dieses Gesetzes zulässige Behandlung. Die in § 2 angeführten Grundsätze und die §§ 630a bis 630h des Bürgerlichen Gesetzbuches sind zu beachten. § 630g (Einsichtnahme in die Patientenakte) des Bürgerlichen Gesetzbuches gilt entsprechend für die Betroffenen, für ihre Verfahrenspflegerinnen oder Verfahrenspfleger, Verfahrensbevollmächtigte und für ihre rechtliche Vertretung.
Abs. 2	Unverzüglich nach der Aufnahme ist mit den Betroffenen ein individueller Behandlungsplan zu erstellen. Die Behandlung und der Behandlungsplan sind den Betroffenen und ihrer rechtlichen Vertre-

6.4 Paragrafen aus dem Psychisch-Kranken-Gesetz NRW (PsychKG-NRW)

tung zu erläutern, mit diesen abzustimmen und fortlaufend anzupassen. Bei der Unterbringung von Kindern und Jugendlichen sind diese altersgerecht in die Behandlungsplanung einzubeziehen. Auch bei ihnen bestehen der Vorrang der Freiwilligkeit und der Anspruch auf eine altersgerechte Aufklärung. Soweit die Betroffenen Grund, Bedeutung und Tragweite der Behandlung bei der ärztlichen Aufklärung nicht einsehen können, sind Zeitpunkt, Form der ärztlichen Aufklärung und Abstimmung des Behandlungsplanes nach therapeutischen Kriterien zu bestimmen.

Abs. 3 Die Behandlung bedarf vorbehaltlich der Regelungen in den Absätzen 4 und 5 der Einwilligung der Betroffenen.

Abs. 4 Die Krankheit, die Anlass der Unterbringung ist, darf ohne Einwilligung nach Absatz 3 behandelt werden, wenn die Betroffenen Grund, Bedeutung und Tragweite der Behandlung nicht einsehen oder sich nicht nach dieser Einsicht verhalten können und ohne Behandlung Lebensgefahr oder erhebliche Gefahren für die Gesundheit der betroffenen Person oder dritter Personen im Rahmen der Unterbringung drohen. Eine vorliegende Patientenverfügung ist zu beachten.

Abs. 5 Widerspricht eine medizinische Behandlung der Anlasserkrankung dem natürlichen Willen der Betroffenen (Zwangsbehandlung), darf zu deren Durchführung unter den Voraussetzungen des Absatz 4 unmittelbarer Zwang angewendet werden, wenn

1. eine weniger eingreifende Maßnahme aussichtslos ist, V
2. eine rechtzeitige Ankündigung erfolgt, die den Betroffenen die Möglichkeit eröffnet, Rechtsschutz zu suchen,
3. aus Sicht der Betroffenen der zu erwartende Nutzen die zu erwartenden Beeinträchtigungen deutlich überwiegt,
4. der ernsthafte, mit dem nötigen Zeitaufwand und ohne Ausübung unzulässigen Drucks unternommene Versuch vorausgegangen ist, die auf Vertrauen gegründete Zustimmung der Betroffenen zu erreichen und
5. die Maßnahme der Wiederherstellung der freien Selbstbestimmung dient, soweit dies möglich ist.

Behandlungsmaßnahmen nach Absatz 4 dürfen nur durch die ärztliche Leitung, bei deren Verhinderung durch deren Vertretung angeordnet und nur durch Arztinnen oder Arzte vorgenommen werden. Die Maßnahmen, einschließlich ihres Zwangscharakters, ihrer Durchsetzungsweise, ihrer maßgeblichen Gründe und der Wirkungsüberwachung, sind durch die behandelnde Ärztin oder den behandelnden Arzt zu dokumentieren und nachzubesprechen, sobald es der Gesundheitszustand der Betroffenen zulässt. Die Zwangsbehandlung ist unzulässig, wenn sie lebensgefährlich ist oder wenn sie die Gesundheit der Betroffenen erheblich gefährdet.

Abs. 6 Die Zwangsbehandlung einer volljährigen Person bedarf der vorherigen Zustimmung durch das zuständige Gericht. Den Antrag beim zuständigen Gericht stellt die ärztliche Leitung und bei Verhinderung deren Vertretung. In diesem Antrag ist zu erläutern, welche maßgebliche Gefahr droht und wie lange die Behandlung voraussichtlich erfolgen soll. Zudem sind die Voraussetzungen und Maßnahmen nach Absatz 4 und 5 darzulegen. Von der Einholung einer gerichtlichen Entscheidung kann ausnahmsweise abgesehen werden, wenn
1. diese nicht rechtzeitig erreichbar ist,
2. eine besondere Sicherungsmaßnahme nicht geeignet oder nicht ausreichend ist, um die akute Gefährdung zu überwinden, und
3. die sofortige ärztliche Zwangsmaßnahme zur Vermeidung einer gegenwärtigen Lebensgefahr oder einer gegenwärtigen schwerwiegenden Gefahr für die Gesundheit der untergebrachten Person oder dritter Personen erforderlich ist.

Eine gerichtliche Zustimmung für die weitere Zwangsbehandlung ist unverzüglich zu beantragen, sofern die unmittelbare Lebensgefahr oder schwerwiegende Gefahr für die Gesundheit über einen längeren Zeitraum andauert oder überwunden ist und die Fortführung der Zwangsbehandlung als weiterhin notwendig angesehen wird. Satz 3 und 4 gelten entsprechend. Zwangs-behandlungen nach Satz 5 sind monatlich der Aufsichtsbehörde zu melden.

Abs. 7 Die Zwangsbehandlung einer minderjährigen Person bedarf der vorherigen Zustimmung der sorgeberechtigten Person. Die Absätze 2 bis 5 finden Anwendung.

Abs. 8 Ist bei sonstigen Erkrankungen die Einwilligung der Betroffenen zur Behandlung nicht zu erlangen, so

6.4 Paragrafen aus dem Psychisch-Kranken-Gesetz NRW (PsychKG-NRW)

	wird sie im Falle der Einwilligungsunfähigkeit durch die Einwilligung der rechtlichen Vertretungen oder der Bevollmächtigten ersetzt insoweit gelten die §§ 1896 bis 1906 des Bürgerlichen Gesetzbuches.
§ 20 PsychKG-NRW	*Besondere Sicherungsmaßnahmen*
Abs. 1	Besondere Sicherungsmaßnahmen zur Abwendung einer gegenwärtigen erheblichen Selbstgefährdung oder einer gegenwärtigen erheblichen Gefährdung bedeutender Rechtsgüter Dritter sind ausschließlich 1. Beschränkung des Aufenthalts im Freien 2. Unterbringung in einem besonderen Raum 3. Festhalten statt Fixierung 4. Fixierung in Form der Einschränkung der Bewegungsfreiheit durch mechanische Hilfsmittel. Die dürfen nur dann angeordnet werden, soweit und solange die Gefahr nicht durch weniger einschneidende Maßnahmen abgewendet werden kann. Soweit es sich um die Anwendung unmittelbaren Zwangs nach den Nummern 2, 3 und 4 handelt, ist jeweils die Maßnahme anzuwenden, die am wenigstens in die Rechte des Betroffenen eingreift.
Abs. 2	Bei absehbar nicht nur kurzfristigen oder sich regelmäßig wiederholenden Sicherungsmaßnahmen nach Absatz 1 Nummer 4 gelten § 18 Absatz 6 Satz 1 bis 4 und Absatz 7 entsprechend. § 12 Satz 2 ist anzuwenden. Ist die gerichtliche Entscheidung nicht rechtzeitig erreichbar und die sofortige Durchführung der besonderen Sicherungsmaßnahme zur Vermeidung von erheblichen Nachteilen notwendig, so ist der Antrag unmittelbar nach Fixierungsbeginn zu stellen. Einer Antragstellung bei Gericht bedarf es nur dann nicht, wenn bereits zu Beginn der Maßnahme absehbar ist, dass die Entscheidung erst nach Wegfall des Grundes der Maßnahme ergehen wird oder die Maßnahme vor Herbeiführung der Entscheidung tatsächlich beendet und auch keine Wiederholung zu erwarten ist. Das Gericht ist unverzüglich zu unterrichten, wenn die Fixierung nach Antragstellung bei Gericht, aber vor einer gerichtlichen Entscheidung, nicht mehr erforderlich ist.
Abs. 3	Maßnahmen nach Absatz 1 und 2 sind den Betroffenen vorher anzukündigen und zu begründen. Von der Ankündigung kann bei einer Fixierung ausnahmsweise abgesehen werden, wenn die Umstände sie nicht zulassen, insbesondere wenn die sofortige Anwendung des Zwangsmittels zur Abwehr einer Gefahr notwendig ist. Sie bedürfen der ärztlichen

Anordnung und Überwachung. Sie sind zu befristen und sofort aufzuheben, sobald die Voraussetzungen für ihre Anordnung entfallen. Eine Beobachtung durch Einsatz technischer Mittel zur Anfertigung von Bildaufnahmen und Bildaufzeichnungen sowie zum Abhören und Aufzeichnen des gesprochenen Wortes ist verboten. Eine Beobachtung im Rahmen besonderer Sicherungsmaßnahmen darf ausschließlich durch den Einsatz von Personal erfolgen. Bei Fixierungen ist eine ständige persönliche Bezugsbegleitung sowie die Beobachtung mit kontinuierlicher Kontrolle der Vitalfunktionen sicherzustellen. Nach Beendigung einer nicht nur kurzfristigen Fixierung, die nicht richterlich angeordnet worden ist, sind die Betroffenen über die Möglichkeit zu belehren, die Rechtmäßigkeit der durchgeführten Maßnahme gerichtlich überprüfen zu lassen. Anlass, Anordnung, Art, Umfang und Dauer einer Unterbringung in einem besonderen Raum und einer Fixierung sowie eine Belehrung nach Satz 8 sind zu dokumentieren und der Verfahrenspflegerin oder dem Verfahrenspfleger, den Verfahrensbevollmächtigten und der rechtlichen Vertretung der Betroffenen unverzüglich mitzuteilen.

6.5 Paragrafen aus dem Verfahren in Familiensachen und in der Angelegenheit der freiwilligen Gerichtsbarkeit

§ 26   FamFG *Ermittlung von Amts wegen*
Das Gericht hat von Amts wegen die zur Feststellung der entscheidungserheblichen Tatsachen erforderlichen Ermittlungen durchzuführen.

§ 312 FamFG   *Unterbringungssachen*
Unterbringungssachen sind Verfahren, die
1. die Genehmigung einer freiheitsentziehenden Unterbringung eines Betreuten (§ 1906 Abs. 1 bis 3 des Bürgerlichen Gesetzbuchs) oder einer Person, die einen Dritten zu ihrer freiheitsentziehenden Unterbringung bevollmächtigt hat (§ 1906 Abs. 5 des Bürgerlichen Gesetzbuchs),
2. die Genehmigung einer freiheitsentziehenden Maßnahme nach § 1906 Abs. 4 des Bürgerlichen Gesetzbuchs oder

3. eine freiheitsentziehende Unterbringung eines Volljährigen nach den Landesgesetzen über die Unterbringung psychisch Kranker betreffen.

§ 315 FamFG *Beteiligte*

Abs. 1 Zu beteiligen sind
1. der Betroffene,
2. der Betreuer,
3. der Bevollmächtigte im Sinne des § 1896 Abs. 2 Satz 2 des Bürgerlichen Gesetzbuchs.

Abs. 2 Der Verfahrenspfleger wird durch seine Bestellung als Beteiligter zum Verfahren hinzugezogen.

Abs. 3 Die zuständige Behörde ist auf ihren Antrag als Beteiligte hinzuzuziehen.

Abs. 4 Beteiligt werden können im Interesse des Betroffenen
1. dessen Ehegatte oder Lebenspartner, wenn die Ehegatten oder Lebenspartner nicht dauernd getrennt leben, sowie dessen Eltern und Kinder, wenn der Betroffene bei diesen lebt oder bei Einleitung des Verfahrens gelebt hat, sowie die Pflegeeltern,
2. eine von ihm benannte Person seines Vertrauens,
3. der Leiter der Einrichtung, in der der Betroffene lebt.

Das Landesrecht kann vorsehen, dass weitere Personen und Stellen beteiligt werden können.

§ 317 FamFG *Verfahrenspfleger*

Abs. 1 Das Gericht hat dem Betroffenen einen Verfahrenspfleger zu bestellen, wenn dies zur Wahrnehmung der Interessen des Betroffenen erforderlich ist. 2Die Bestellung ist insbesondere erforderlich, wenn von einer Anhörung des Betroffenen abgesehen werden soll.

Abs. 2 Bestellt das Gericht dem Betroffenen keinen Verfahrenspfleger, ist dies in der Entscheidung, durch die eine Unterbringungs-maßnahme genehmigt oder angeordnet wird, zu begründen.

Abs. 3 Wer Verfahrenspflegschaften im Rahmen seiner Berufsausübung führt, soll nur dann zum Verfahrenspfleger bestellt werden, wenn keine andere geeignete Person zur Verfügung steht, die zur ehrenamtlichen Führung der Verfahrenspflegschaft bereit ist.

Abs. 4 Die Bestellung eines Verfahrenspflegers soll unterbleiben oder aufgehoben werden, wenn die Interessen des Betroffenen von einem Rechtsanwalt oder einem anderen geeigneten Verfahrensbevollmächtigten vertreten werden.

Abs. 5 Die Bestellung endet, sofern sie nicht vorher aufgehoben wird, mit der Rechtskraft der Endentscheidung oder mit dem sonstigen Abschluss des Verfahrens.

Abs. 6	Die Bestellung eines Verfahrenspflegers oder deren Aufhebung sowie die Ablehnung einer derartigen Maßnahme sind nicht selbständig anfechtbar.
Abs. 7	Dem Verfahrenspfleger sind keine Kosten aufzuerlegen.
§ 319 FamFG	*Anhörung des Betroffenen*
Abs. 1	Das Gericht hat den Betroffenen vor einer Unterbringungsmaßnahme persönlich anzuhören und sich einen persönlichen Eindruck von ihm zu verschaffen. 2Den persönlichen Eindruck verschafft sich das Gericht, soweit dies erforderlich ist, in der üblichen Umgebung des Betroffenen.
Abs. 2	Das Gericht unterrichtet den Betroffenen über den möglichen Verlauf des Verfahrens.
Abs. 3	Soll eine persönliche Anhörung nach § 34 Abs. 2 unterbleiben, weil hiervon erhebliche Nachteile für die Gesundheit des Betroffenen zu besorgen sind, darf diese Entscheidung nur auf Grundlage eines ärztlichen Gutachtens getroffen werden.
Abs. 4	Verfahrenshandlungen nach Absatz 1 sollen nicht im Wege der Rechtshilfe erfolgen.
Abs. 5	Das Gericht kann den Betroffenen durch die zuständige Behörde vorführen lassen, wenn er sich weigert, an Verfahrenshandlungen nach Absatz 1 mitzuwirken.
§ 321 FamFG	*Einholung eines Gutachtens*
Abs. 1	Vor einer Unterbringungsmaßnahme hat eine förmliche Beweisaufnahme durch Einholung eines Gutachtens über die Notwendigkeit der Maßnahme stattzufinden. Der Sachverständige hat den Betroffenen vor der Erstattung des Gutachtens persönlich zu untersuchen oder zu befragen. Das Gutachten soll sich auch auf die voraussichtliche Dauer der Unterbringung erstrecken. Der Sachverständige soll Arzt für Psychiatrie sein; er muss Arzt mit Erfahrung auf dem Gebiet der Psychiatrie sein.
Abs. 2	Für eine Maßnahme nach § 312 Nr. 2 genügt ein ärztliches Zeugnis.
§ 330 FamFG	*Aufhebung der Unterbringung* Die Genehmigung oder Anordnung der Unterbringungsmaßnahme ist aufzuheben, wenn ihre Voraussetzungen wegfallen. Vor der Aufhebung einer Unterbringungsmaßnahme nach § 312 Nr. 3 soll das Gericht die zuständige Behörde anhören, es sei denn, dass dies zu einer nicht nur geringen Verzögerung des Verfahrens führen würde.
§ 335 FamFG	*Ergänzende Vorschriften über die Beschwerde*
Abs. 1	Das Recht der Beschwerde steht im Interesse des Betroffenen

1. dessen Ehegatten oder Lebenspartner, wenn die Ehegatten oder Lebenspartner nicht dauernd getrennt leben, sowie dessen Eltern und Kindern, wenn der Betroffene bei diesen lebt oder bei Einleitung des Verfahrens gelebt hat, den Pflegeeltern,
2. einer von dem Betroffenen benannten Person seines Vertrauens sowie
3. dem Leiter der Einrichtung, in der der Betroffene lebt, zu, wenn sie im ersten Rechtszug beteiligt worden sind.

Abs. 2   Das Recht der Beschwerde steht dem Verfahrenspfleger zu.

Abs. 3   Der Betreuer oder der Vorsorgebevollmächtigte kann gegen eine Entscheidung, die seinen Aufgabenkreis betrifft, auch im Namen des Betroffenen Beschwerde einlegen.

Abs. 4   Das Recht der Beschwerde steht der zuständigen Behörde zu.

7 Übungen zum praktischen Umgang mit FEM

7.1 Übungsaufgaben

1. Das linke Handgelenk von Herrn Schmidt ist seit drei Tagen mit einer verlängerten Handhalterung am Bettrahmen fixiert. Herr Schmidt hat damit noch eine relative Bewegungsfreiheit. Könnte er bei fehlender Einwilligung und rechtlicher Abklärung der Einrichtung (der Pflegenden) der Fixierung wegen des erfüllten Straftatbestands der Freiheitsberaubung (§ 239 StGB) klagen?

2. Was wird unter einer Diagonalen Drei-Punkt-Fixierung verstanden?

3. Wie fest sind die Rückhaltevorrichtungen am Bauchgurt anzubringen? In welcher Öse sollten sie befestigt werden?

4. Wie bewertet das Bundesinstituts für Arzneimittel und Medizinprodukte Bauchgurte zur Patientenfixierung?

5. § 1906 BGB regelt die Genehmigung des Betreuungsgerichts bei der Unterbringung (Betreuungsgesetz). Darf ein Betreuter mit Geh- und Stehunfähigkeit nach § 1906 BGB ohne richterliche Genehmigung fixiert werden?

6. Darf eine Pflegende bei Notstand in der Nacht bei einem Patienten, bei dem bislang noch nie die Bettseitenteile hochgestellt wurden, die Bettseitenteile benutzen? Was muss sie anschließend tun?

7. Herr Kaiser hat vor einigen Wochen eine rechtskräftige Einwilligung bzgl. des Anbringens von zwei Bettseitenteilen gegeben. Heute sagt er dem Spätdienst, dass er wegen einer starken Diarrhöe nun aber nicht mehr möchte, dass die Bettseitenteile hochgestellt werden. Kann ein Pflegebedürftiger seine schriftlich erteilte rechtskräftige Einwilligung für Bettseitenteile widerrufen?

8. Welche Gefahren bestehen bei der Verwendung von Bauchfixiergurten zur Patientenfixierung?

9. Nennen Sie mögliche Kontraindikationen für die Verwendung eines Bauchgurtes.

   _____

   _____

   _____

   _____

10. Was ist bei der Fixierung Minderjähriger zu beachten?

    _____

    _____

    _____

    _____

11. Welche Rolle spielen die Entscheidungen der Angehörigen hinsichtlich der Fixierung eines Pflegebedürftigen?

    _____

    _____

    _____

    _____

12. Erläutern Sie die Auswirkungen einer mechanischen Fixierung auf den Pflegebedürftigen.

    _____

    _____

    _____

7 Übungen zum praktischen Umgang mit FEM

13. Ein Richter genehmigt für Frau Meier einen Bauchgurt. Darf jetzt auch eine diagonale Drei-Punkt-Fixierung durchgeführt werden?

14. Was bedeutet der Grundsatz »Fixierungsmaßnahme als Ultima Ratio«?

15. Welche Aspekte muss ein Fixierungsprotokoll beinhalten?

16. Nennen Sie mindestens zehn mögliche Sturzrisiken.

17. Welche wesentlichen Merkmale der ethischen Verantwortungsfähigkeit müssen beim Umgang mit Fixierungen in der Pflege berücksichtigt werden?

18. Wozu dienen Akut-Fixierungen?

19. Was gehört zur Funktionsüberprüfung von Fixierungssystemen?

20. Wie wird der Bauchfixiergurt an das Pflegebett angebracht?

7.2 Lösungen

Zu 1. Ja er könnte klagen. Der Straftatbestand ist erfüllt, wenn der Tatbestand der Freiheitsberaubung vorliegt und die Tat rechtswidrig ist, d. h., wenn kein Rechtfertigungsgrund (rechtskräftige Einwilligung oder nur unwillkürliche Bewegungsfähigkeit, Notwehr oder Notstand) vorliegt. Ein Rechtfertigungsgrund könnte z. B. vorliegen, wenn sich der Gesundheitszustand von Herrn Schmidt durch seine motorische Unruhe verschlechtern würde und er sich selbst und/oder andere verletzen oder er eine Fixierung aufgrund von motorischer Unruhe oder Bewegungs- und

Haltungsstörungen benötigt, die eine erforderliche Therapie unmöglich machen.

Zu 2. Bei einer Diagonalen Drei-Punkt-Fixierung werden der Bauch, ein Handgelenk und das entsprechend gegenüberliegende (diagonale) Fußgelenk fixiert. Ziel ist es dabei, den Bewegungsradius weiter einzuschränken. Wichtig ist, dass es sich auch bei der diagonalen Drei-Punkt-Fixierung nicht um eine Pflichtkür handelt. Die Null-Punkt-Fixierung ist stets das Optimum. So *kann es (aber muss es nicht)* erforderlich sein, bei einer Bauchgurtfixierung noch weitere Fixierelemente insbesondere an den Extremitäten anzubringen, aber es ist keinesfalls grundsätzlich verpflichtend. Notwendig ist auch hier stets die dokumentierte pflegefachliche Einzelfallentscheidung.

Zu 3. Das Bundesinstitut für Arzneimittel und Medizinprodukte schreibt vor, dass die Rückhaltevorrichtungen, die sich links und rechts (angenäht) am Bauchgurt befinden, zu befestigen sind. In welche der Ösen des Gurtes sie zu befestigen sind, kann nicht pauschal beantwortet werden. Entscheidend ist diesbezüglich die individuelle Pflegesituation des Pflegebedürftigen. Mobile Menschen können sich z. B. nachts selbst drehen und benötigen aus diesem Grund Bewegungsfreiheit. Wird der Pflegebedürftige in dem Gurt alle zwei Stunden umgelagert und ist er zudem unkooperativ und dreht sich nach dem Lagern rasch wieder in die alte Position zurück, kann es hilfreich sein, die Rückhaltevorrichtungen fester (z. B. in die letzte Öse) am Metallsockel des Bettfixiergurtes zu fixieren. Wichtig ist zudem, dass die beiden Seitenbefestigungen auch jeweils durch die Stoffschlaufe des Bauchgurtes geführt werden. Sie sollen das Übersteigen (rechts und links über das Bettseitenteil) sicher verhindern.

Zu 4. Das BfArM bewertet Bauchgurte zur Patientenfixierungen wie folgt (Quelle www.bfarm.de): »Bauchgurte zur Patientenfixierung im Bett haben konstruktiv sicherzustellen, dass sie sich nicht von der Taille aus weiter kopfwärts verlagern können [Anm. d. Verf.: Hindurchrutschschutz!]. Zudem hat die Gurtkonstruktion auch eine Verlagerung des Patienten über die Bettkante hinaus zu verhindern [Anm. d. Verf.: Übersteigschutz!]. Fixiergurte, welche diese Eigenschaften nicht aufweisen, sind nicht mehr anzuwenden oder sind entsprechend nachzurüsten. Für die Durchsetzung und Überwachung der Maßnahmen sind nach dem deutschen Medizinprodukterecht die Landesbehörden zuständig. Die Kontrolle der Umsetzung der Maßnahmen sowie die Überwachung von Betreibern und Einrichtungen erfolgen nach dem deutschen Medizinprodukterecht ebenfalls durch die Landesbehörden. Fragen zur Maßnahmenumsetzung und zur Anwendung sind daher mit der jeweils lokal zuständigen Aufsichtsbehörde zu klären.«

Zu 5. Bei Geh- und Stehunfähigkeit, deren Vorliegen und Verbleib bei einem fördernden Pflegeverständnis sich oft nicht sicher festlegen lässt, ist ebenfalls immer eine richterliche Genehmigung notwendig, um entsprechend des mutmaßlichen Willens des Betroffenen vorzugehen. § 1906 BGB berechtigt nicht automatisch zum »grenzenlosen« Fixieren.

Zu 6. Bei Gefahr im Verzug darf die Pflegende die Bettseitenteile hochstellen. Damit ist der Straftatbestand der Freiheitsberaubung erfüllt. Der Richter würde den Rechtfertigungsgrund »Notstand« allerdings nur für die Dauer der Gefahr im Verzug akzeptieren. Wartet die Pflegende nach der Fixierung des Pflegebedürftigen mit der (nachträglichen) Einholung der ärztlichen Anordnung bis zum nächsten Morgen, nimmt sie die Verantwortung allein auf sich. Laut Rechtsprechung ist jede Fixierung (nachdem die »Gefahr im Verzug« vorüber ist) unverzüglich ärztlich anzuordnen. Manche Pflegende rufen in solchen Fällen nicht den Arzt an und tragen dann die alleinige Verantwortung. Die Frage nach der Fixierung sollte man sich allerdings auch nicht erst nachts stellen. Aufgabe des Tagdiensts ist es, möglichst bereits im Vorfeld potenzielle Pflegeprobleme in der Nacht zu bearbeiten.

Zu 7. Ja, wenn der Pflegebedürftige (Herr Kaiser) rechtskräftig einwilligen kann, kann er seine Einwilligung auch jederzeit (schriftlich) widerrufen. Auch die Pflegende kann die Einwilligung bzw. den Widerruf der Einwilligung dokumentieren, wenn der Betroffene nicht in der Lage ist, seinen Wunsch schriftlich zu äußern. Wichtig ist in diesem Fall, dass die Pflegende einen Zeugen angibt.

Zu 8. Wenn das Fixiersystem nicht korrekt angelegt ist, können die Pflegebedürftigen seitwärts aus dem Bett gelangen. Bauchgurte können sich teilweise von der Taille in den Bereich des Thorax verschieben, sodass es zur Behinderung der Atmung kommt. Wenn der Gurt in den Thoraxbereich rutscht, besteht Todesgefahr durch eine Blut- und Sauerstoffminderversorgung des Körpers. Ebenso kann es bei einer Kopftieflage in einem Bauchgurt aufgrund von Herz- und Kreislaufversagen oder Aspiration zum Tod des Fixierten kommen.

Zu 9. Mögliche Kontraindikationen für einen Bauchgurt (und andere Fixiergurte) sind:

- Bauchatmung: Bei Asthmatikern erfolgt die Atmung mit einer Verschiebung des Zwerchfells in den Bauchraum. Ein Bauchgurt könnte diese Atmung erschweren und zu einer Dyspnoe (erschwerte Atmung) führen.
- Unklares Abdomen: Aufgrund der ungeklärten Ursache (Welches Bauchorgan ist von einer Krankheit betroffen?) sowie der bestehenden Abwehrspannung (Schmerzen) ist von einem Bauchgurt abzuraten.
- Psychische Belastung, Assoziationen: Der Pflegebedürftige sieht in dem Gurt eine Bedrohung und/oder eine Bestrafung und steigert sich in seine psychische Belastung (Angst) hinein.
- Bestehende Druckstelle oder Infektion im Gebiet des Fixiergurtes: Der Pflegebedürftige hat am Rippenbogen oder am Hand-, Fußgelenk einen

Hautdefekt (gerötete Stelle oder Blase) oder klagt über eine schmerzhafte Einstichstelle eines suprapubischen Harnblasenkatheters.

Zu 10. Bei der Fixierung minderjähriger Patienten ist gemäß § 1626 BGB stets die Einwilligung beider Erziehungsberechtigten einzuholen. Für eine freiheitseinschränkende Unterbringung ist nach § 1631b BGB zusätzlich die Genehmigung des Familiengerichts erforderlich.

Zu 11. Bei einer Einwilligung eines einsichtsfähigen Pflegebedürftigen sind freiheitseinschränkende Maßnahmen (wie z. B. Bettseitenteile, Fixiergurte, Therapietische) zulässig. Allerdings kann nur der Betroffene selbst die Einwilligung geben. Angehörige haben keine Entscheidungskompetenz. Äußerungen von Angehörigen (auch der Ehepartner) sind hier rechtlich grundsätzlich irrelevant. Der Wunsch bzw. die Zustimmung des Angehörigen ist bedeutungslos. Einzig entscheidend ist der Wille des Betroffenen bzw. des Betreuers mit entsprechendem Aufgabenbereich. Die Zustimmung des Betreuers ist vor jeder Anordnung (im Notfall nachträglich) einzuholen. Eine reine Betreuung für Vermögensangelegenheiten reicht nicht aus.

Zu 12. Mögliche Auswirkungen einer mechanischen Fixierung auf den Pflegebedürftigen:

- Angst, Wut, herausfordernde Verhaltensweisen
- Depressionen, Resignation
- sozialer Rückzug, Isolation
- passivierende Pflege, Demotivation
- Scher- und Reibungskräfte, Abschnürungen
- potenzielle Intertrigo-, Dekubitus-, Kontraktur- sowie Thrombo-Embolie- und Pneumoniegefahr.

Zu 13. Nein, nur dann, wenn Gefahr im Verzug (Notstand und/oder Notwehr) besteht. Danach muss unverzüglich der Arzt informiert werden, der die Drei-Punkt-Fixierung schriftlich anordnet. Wenn die Fixierung länger als 24 Stunden dauert bzw. nach 24 Stunden wiederkehrt, ist (auch im Sinne des Dienstweges) der Arzt dafür verantwortlich, dass der Richter eingeschaltet wird (Art. 104 GG).

Zu 14. Eine Fixierung ist nur als letzte Pflegemaßnahme (»Ultima Ratio«) bei außergewöhnlich unruhigen und (auto-)aggressiven Pflegebedürftigen anzuordnen. Eine freiheitseinschränkende Maßnahme darf grundsätzlich nur ärztlich angeordnet werden, wenn:

- Der Patient sich selbst oder andere erheblich gefährdet,
- der Patient Bewegungs- oder Haltungsstörungen hat, bei denen mit einer Sturzgefahr zu rechnen ist,
- der Patient eine notwendige Behandlung (z. B. eine Infusionstherapie) durch motorische Unruhe verhindert,

- der Gesundheitszustand (z. B. nach einer Fraktur) eine übermäßige motorische Unruhe nicht zulässt.

Dabei handelt es sich keineswegs um generelle Rechtfertigungsgründe, sondern lediglich um Aspekte, bei denen überhaupt erst eine Fixierung in Betracht gezogen werden kann. Nur wenn die Gefahr nicht anders abwendbar ist, ist eine Fixierung gerechtfertigt. Die Art der durchgeführten Fixierung muss angemessen sein und darf nicht übertrieben (unnötig) erfolgen (Grundsatz der Verhältnismäßigkeit). *Im Zweifelsfalle ist die FEM zu unterlassen.*

Zu 15. Aus einem lückenlosen Fixierungsprotokoll muss hervorgehen:

- Welcher Patient wurde fixiert? (Name)
- Liegt eine Einwilligung des Patienten vor?
- Liegt eine richterliche Genehmigung vor? (Ort, Datum)
- Welcher Arzt hat die Fixierung angeordnet und wie lange?
- Welche Personen (Pflegepersonal) waren an der Fixierung beteiligt?
- Wie lange war der Patient fixiert? (Dauer, lückenlos von ... bis ... Uhr, die Zeitpunkte des Anbringens und auch des Lösens der FEM müssen dokumentiert sein.)
- Wie und durch wen wurde die Beobachtung und Betreuung des Fixierten sichergestellt?
- Warum wurde der Patient fixiert? (Grund)
- In welcher Art und in welchem Umfang erfolgte die Fixierung?
- Welche besonderen Maßnahmen wurden während der Fixierung ergriffen (Applikation von Sedativa, Monitoring, Sitzbereitschaft)?

Zu 16. Person-zentrierte Sturzrisiken:

- Beeinträchtigung funktionaler Fähigkeiten, z. B. Einschränkungen in der Lebensaktivitäten.
- Beeinträchtigung sensomotorischer Fähigkeiten und der Balance, z. B. Einschränkung der Gehfähigkeit und Balancestörungen.
- Depressionen
- Gesundheitsstörungen, die mit Schwindel, kurzzeitigem Bewusstseinsverlust oder ausgeprägter körperlicher Schwäche einhergehen.
- Kognitive akute oder chronische Beeinträchtigungen.
- Kontinenzprobleme
- Sehbehinderungen
- Sturzangst und Stürze in der Vorgeschichte.

Pharmakogene Sturzrisiken:

- Polypharmazie
- Psychotrope Medikamente (z. B. Sedativa, Tranquilizer, Analgetika und Antidepressiva)
- Antihypertensiva (Blutdrucksenker)

Umgebungsbedingte Sturzrisiken:

- Freiheitseinschränkende Maßnahmen
- mangelhafte Transfertechniken
- Umgebungsgefahren, z. B. Hindernisse, Glätte, schlechte Beleuchtung, schwache Kontraste, fehlende Haltegriffe, herumstehende Gegenstände, Stolperfallen (Kanten, Stufen).
- Schlecht sitzende Schuhe und behindernde Kleidung.
- Instabile Möbel und ungeeignete Hilfsmittel (defekte Rollstühle, Gehhilfen, fehlende WC-Sitzerhöhung).
- Personalausstattung und Personalzusammensetzung.
- Ortswechsel, fremde Umgebung.
- Durchgehende Bettseitenteile (Übersteiggefahr).

Zu 17. Zu den wesentlichen Merkmalen der ethischen Verantwortungsfähigkeit, die im Umgang mit Fixierungen in der Pflege zu berücksichtigen sind, gehören:

- Ausgeprägte Sach- und Fachkompetenz.
- Bewusster Umgang mit der Rolle als Pflegeperson.
- Eigene und fremde Interessen gegeneinander abwägen und in Einklang bringen.
- Sich selbst gegenüber verantwortlich sein.
- Andere so behandeln, wie man selbst behandelt werden möchte.
- Zu den eigenen Fehlern stehen.
- Den Alltag reflektieren, immer zunächst das Positive und dann konstruktive und verbesserungswürdige Aspekte herausstellen.

Zu 18. Akut-Fixierungen dienen zur schnellen Fixierung in besonderen, plötzlichen und akuten sowie eskalierenden Situationen wie beispielsweise bei fremdaggressiven Patienten, die so große Kräfte entwickeln, dass sie nur von mehreren Pflegenden gemeinsam fixiert werden können, z. B. mittels Akut-Fixierung-Schulter, Akut-Fixierung-Hand, Akut-Fixierung-Oberschenkel und Akut-Fixierung-Fuß.

Zu 19.

- Überprüfung der richtigen Größe der Fixierungssysteme (auf schadhafte Nähte, abgerissene Teile und beschädigte Ösen achten).
- Überprüfung der Schloss-Systeme (auf Beschädigungen achten und Feuchtigkeit vermeiden).
- Überprüfung der korrekten Anwendung der Gurte (Gurte müssen eng anliegen, dürfen aber nicht die Atmung behindern).
- Überprüfung der Umgebung (gefährliche Gegenstände entfernen, durchgehende Bettseitenteile beide hochstellen).

Zu 20. Der breite Bettfixiergurt des Bauchfixiergurtes wird mit den schmalen Ösengurten in Taillenhöhe so auf die Matratze gelegt, dass die beiden größeren Schlaufen mit den Beschriftungen zum Fußende zeigen. Sie sind für die zusätzliche Handfixierung gedacht. Durch die beiden oberen (kleineren) Schlaufen wird ggf. eine zusätzliche Schulterfixierung gezogen. Der Ösengurt wird jeweils auf beiden Seiten der Matratze von innen nach außen um den Bettrahmen oder den Rahmen des höhenverstellbaren Kopfteiles herumgeführt. Dazu wird er fest nach unten gezogen, um den Rahmen des Kopfteils nach oben geführt, straff angezogen und mit einer Öse auf den Metallsockel des Schlosses gelegt. Eine Fixierung um den Bettrahmen würde in Kopfhöhe die pflegerisch bedeutsame Oberkörperhochlage (Höherstellen des Kopfteiles) verhindern. Der Patient muss schließlich essen und trinken und zur Pneumonieprophylaxe in atemerleichternden Positionen liegen können. Der Bauchgurt muss ganz straff am Bett befestigt sein.

8 Literaturverzeichnis

Bayerisches Staatsministerium für Gesundheit und Pflege (Hrsg.) (2015). Verantwortungsvoller Umgang mit freiheitsentziehenden Maßnahmen in der Pflege. Leitfaden des Bayerischen Landespflegeausschusses. München.
Böhm E. (2001): Psychobiographisches Pflegemodell nach Böhm. Bd. 1. Grundlagen, Wien, Maudrich
Boenick, U. (2001): Gutachten – Untersuchung der Patientengefährdung durch die Verwendung des Bandagen-Systems SEGUFIX® 2201 M der Firma SEGUFIX® Bandagen Das Humane System GmbH & Co. KG. Jesteburg, Berlin
Bosch, S. (2002): Bettgitter – ein geeignetes Hilfsmittel zur Sturzprophylaxe? In: Die Schwester/Der Pfleger 9/02. Bibliomed, Melsungen, S. 720–724
Branitzki, S./Koczy, P. (2005): Heimbewohner vor Schaden bewahren. In: Pflegezeitschrift 5/05. Kohlhammer, Stuttgart, S. 310–313
Bruns, W./Andreas, M./Debong, B. (2002): Menschenwürde und Freiheit des Patienten contra Unfallvermeidung durch Fixierung. In: Die Schwester/Der Pfleger 5/02. Bibliomed, Melsungen, S. 434–436
Capezuti, E., Strumpf, N., Evans, L., et al. (1998): The relationship between physical restraint removal and falls and injuries among nursing home residents. Journal of Gerontology: Medical Sciences 53A: S. M47–M53 .
Capezuti, E. (2004): Minimizing the use of restrictive devices in dementia patients at risk for falling. Nursing Clinics of North America, 39; S. 625–647
Deutsches Netzwerk für Qualitätsentwicklung in der Pflege (DNQP) (2005): Expertenstandard Sturzprophylaxe in der Pflege. Fachhochschule Osnabrück
Deutsches Netzwerk für Qualitätsentwicklung in der Pflege (Hrsg.) (2013): Expertenstandard Sturzprophylaxe in der Pflege. 1. Aktualisierung 2013. Osnabrück.
Deutsche Snoezelen-Stiftung: Definition Snoezelen. Online-Ressource:http://www.snoezelen-stiftung.de/definition.html, Zugriff: 31.08.2021
Fiechter, V. & Meier, M. (1993): Pflegeplanung. 7. Aufl. Basel: Recom
Füsgen, I. (2004): Geriatrie Bd. 1: Grundlagen und Symptome. Bd. 2: Spezielle Krankheitsbilder – Notfälle – Problembereiche – Tod und Sterben. Kohlhammer, Stuttgart
Grüneberg, C. (2021): BGB, 80. Aufl. 2020, § 1906 Rn. 32 m.w.N., München
Henke, F. (2006): Fixierungen in der Pflege. Rechtliche Aspekte und praktische Umsetzung. Kohlhammer, Stuttgart
Henke, F.; Horstmann, C. (2020): Pflegeplanung exakt formuliert und korrigiert 5. Aufl. Kohlhammer, Stuttgart
Hoffmann B, Klie T. (2004): Freiheitsentziehende Maßnahmen. Unterbringung und unterbringungsähnliche Maßnahmen in Betreuungsrecht und -praxis. C.F. Müller, Heidelberg
Klie, T./Pfundstein, T. (2004): Freiheitsentziehende Maßnahmen. Unterbringung und unterbringungsähnliche Maßnahmen in Betreuungsrecht und -praxis. C. F. Müller, Heidelberg
Koczy P, Klie T, Kron M, Bredthauer D, Rissmann U, Branitzki S, Guerra V,Klein A, Pfundstein T, Nikolaus T, Sander S, Becker C. (2005): Effektivität einer multifaktoriellen Intervention zur Reduktion von körpernaher Fixierung bei demenzerkrankten Heimbewohnern. Zeitschrift für Gerontologie und Geriatrie; 38: S. 33–39

8 Literaturverzeichnis

Köpke S., Möhler R., Abraham J., Henkel A., Kupfer R., & Meyer G. (2015): Leitlinie FEM – Evidenzbasierte Praxisleitlinie. Vermeidung von freiheitseinschränkenden Maßnahmen in der beruflichen Altenpflege. 1. Aktualisierung 2015, 2. Auflage. Universität zu Lübeck & Martin-Luther-Universität Halle-Wittenberg.

Meyer G, Köpke S. Betreuungsphilosophie oder mehr? Validationstherapie zur Betreuung bei Demenz. Pflegezeitschrift 2005; 58: S. 301–303

Meyer, G./Schlömer, G./Warnke, A. (2004): Sturz- und Frakturprävention in der Altenhilfe. Evidenz-basierte pflegerische Versorgung im Pflegealltag. Kohlhammer, Stuttgart

Ministerium für Soziales, Gesundheit, Frauen und Familie des Saarlandes (Hrsg.) (2015). »Mehr Freiheit in der Pflege wagen«. Alternativen zu Freiheitsentziehenden Maßnahmen. Informationen für Pflegekräfte zu Risiken und Alternativen. Saarbrücken.

Pedal I. Plötzliche Todesfälle mechanisch fixierter Patienten. Zeitschrift für Gerontologie und Geriatrie 1996; 29: S. 180–184

Projektgruppe ReduFix, Becker, C. (2007): ReduFix. Alternativen zu Fixierungsmaßnahmen oder: Mit Recht fixiert? Hannover, Vincentz

Psychiatrisches Universitätsklinikum Heidelberg (2001): Leitlinie Qualitätsstandard Pflegestandard »Fixierung eines Patienten«. Uniklinikum, Heidelberg

Reuschenbach B, Mallau A. (2005): Snoezelen bei Demenz: Disco im Altenheim oder sinnvolles therapeutisches Angebot? Pflegezeitschrift; 58: S. 304–308

Storey Gibson M.J., Andres R. O., Kennedy T. E., Coppard L.C, Kellogg International Work Group on teh Prevention of Falls by the Elderly (1987): The prevention of falls in later life. Danish medical bulletin, Copenhagen, gerontologiy special supplement series: no. 4, S. 1 – 24,

SEGUFIX-Bandagen – Das Humane System. Katalog (2019). Humane Fixierung mit vielen Variationsmöglichkeiten. Jesteburg

Tolmein O. (2008): Freiheit oder Sicherheit. Freiheitsentziehende Maßnahmen bei Menschen mit Demenz. Dr. med. Mabuse; 172: 51

Welling K. (2004): Der person-zentrierte Ansatz von Tom Kitwood – ein bedeutender Bezugsrahmen für die Pflege von Menschen mit Demenz. Unterricht Pflege; 5: 2–10

Internetadressen

Amtsgericht Garmisch-Partenkirchen: Werdenfelser Weg: https://www.justiz.bayern.de/gerichte-und-behoerden/amtsgerichte/garmisch-partenkirchen/info_service_1.php [19.02.2022]

Balzer, K., Bremer, M., Schramm, S., Lühmann D., Raspe H. (2012). Sturzprophylaxe bei älteren Menschen in ihrer persönlichen Wohnumgebung. Schriftenreihe Health Technologie Assessment (HTA) in der Bundesrepublik Deutschland. DIMDI HTA-Bericht 116: https://portal.dimdi.de/de/hta/hta_berichte/hta255_bericht_de.pdf [19.02.2022]

Bartholomeyczik S, Halek M, Riesner C. Rahmenempfehlungen zum Umgang mit herausforderndem Verhalten bei Menschen mit Demenz in der stationären Altenhilfe. 2006. Online-Ressource: http://www.bmg.bund.de/cln_160/nn_1168248/SharedDocs/Downloads/DE/Neu/Demenz__Leuchtturmprojekt-Rahmenempfehlungen-zum-Umgang,templa-teId=raw,property=publicationFile.pdf/Demenz_Leuchtturmprojekt-Rahmen-empfehlungen-zum-Umgang.pdf [19.02.2022]

Bayerischer Landespflegeausschuss. Verantwortungsvoller Umgang mit freiheitsentziehenden Maßnahmen in der Pflege. 2006. Online-Ressource: http://www.verwaltung.bayern.de/Anlage3361591/VerantwortungsvollerUm-gangmitfreiheitsentziehendenManahmeninderPflege.pdf [19.02.2022]

Bundesinstitut für Arzneimittel und Medizinprodukte. BfArM-Empfehlung bezüglich Bauchgurt-Fixierungssystemen (2012): https://www.bfarm.de/SharedDocs/Risikoinformationen/Medizinprodukte/DE/bauchgurte_2012.html [19.02.2022]

8 Literaturverzeichnis

Bundesinstitut für Arzneimittel und Medizinprodukte. Einklemmungen bei Kranken- und Pflegebetten (2004): https://www.bfarm.de/SharedDocs/Downloads/DE/Medizinprodukte/risikoerfassung/wissauf/kranken-pflegebetten_Einklemmungen.pdf?__blob=publicationFile [19.02.2022]

Bundesinstitut für Arzneimittel und Medizinprodukte. Einklemmungen bei Kranken- und Pflegebetten (2007): https://www.bfarm.de/DE/Medizinprodukte/Aufgaben/Risikobewertung-und-Forschung/Wissenschaftliche-Aufarbeitung/einklemmungen_Pflegebetten_2004-07.html [19.02.2022]

Bundesinstitut für Arzneimittel und Medizinprodukte. Informationen zu Fixiersystemen (2003): https://www.bfarm.de/SharedDocs/Risikoinformationen/Medizinprodukte/DE/fixierungssysteme.html;jsessionid=AD2A170888FD574F140820551DA95919.2_cid319 [19.02.2022]

Bundesinstitut für Arzneimittel und Medizinprodukte. Informationen zu Fixiersystemen (2012): https://www.bfarm.de/SharedDocs/Risikoinformationen/Medizinprodukte/DE/bauchgurte_2012.html [19.02.2022]Bundesinstitut für Arzneimittel und Medizinprodukte. Risiken mit Patientendecken: https://www.bfarm.de/SharedDocs/Risikoinformationen/Medizinprodukte/DE/patientendecken.html [19.02.2022]

Bundesinstitut für Arzneimittel und Medizinprodukte. Vorkommnisse im Zusammenhang mit Bauchgurten: https://www.bfarm.de/SharedDocs/Risikoinformationen/Medizinprodukte/DE/bauchgurte_Vorkomm.html [19.02.2022] Bundesgerichtshof: Urteil vom 14.01.2021, AZ III ZR 168/19: Bundesgerichtshof präzisiert Schutzpflichten von Pflegeheimen gegenüber demenzkranken Bewohnern: Der Bundesgerichtshof - Presse : Pressemitteilungen - Bundesgerichtshof präzisiert Schutzpflichten von Pflegeheimen gegenüber demenzkranken Bewohnern [19.02.2022]

Bundesministerium der Justiz und für Verbraucherschutz und das Bundesamt für Justiz: GG, StGB, BGB, FamFG: https://www.gesetze-im-internet.de [19.02.2022]

Bundesverfassungsgericht: Leitsätze zum Urteil vom 24.07.2018, 2 BvR 309/15, 2 BvR 502/16 Bundesverfassungsgericht - Entscheidungen - Zu den verfassungsrechtlichen Anforderungen an die Fixierung von Patienten in der öffentlich-rechtlichen Unterbringung [19.02.2022]

CARELINE. Pflegebetten und Seitengitterpolster: https://careline-shop.de/index.php?stoken=DF7BD1C7&lang=0&cl=search&searchparam=Pflegebett+seitengitter [19.02.2022]

Dejure.org: Rechtsprechung AB Berlin-Tempelhof/Kreuzberg 28.04.1998: Freiheitsentziehung in der eigenen Wohnung: https://dejure.org/dienste/vernetzung/rechtsprechung?Gericht=AG%20Berlin-Tempelhof%2FKreuzberg&Datum=28.04.1998&Aktenzeichen=50%20XVII%20G%20361 [19.02.2022]

Deutsche Alzheimer Gesellschaft. Die nicht-medikamentöse Behandlung der Alzheimer-Krankheit (2000). Online-Ressource: http://www.deutsche-alzhei-mer.de/fileadmin/alz/pdf/factsheets/FactSheet06.pdf [19.02.2022]

Füsgen I. [Hrsg.]. Zukunftsforum Demenz. Tabuthemen beim dementen Patienten. 22. Workshop des »Zukunftsforum Demenz«. 2006; Band 18 http://www.zukunftsforum-demenz.de/pdf/doku_18_innen.pdf 19.02.2022

Gesundheitsportal Onmedia, goFEMinin.de GmbH. Philippe Pinel: https://www.onmeda.de/persoenlichkeiten/pinel.html [19.02.2022]

Johner Institut: Medizinprodukte-Anwendermelde- und Informationsverordnung – MPAMIV: https://www.johner-institut.de/blog/regulatory-affairs/medizinproduktesicherheitsplanverordnung-mpsv/ [19.02.2022]

Klein, A.: Das Recht auf freien Fall. MDK-Forum 2009, S. 18-19: https://www.pea-ev.de/fileadmin/download/Homepage/Andreas_Klein__Das_Recht_auf_freien_Fall.pdf [19.02.2022]

Kruse, K.; Strauß, M.: Freiheitsentziehende Maßnahmen bei Kindern in Einrichtungen. Bundesverband für körper- und mehrfachbehinderte Menschen e.V.: https://bvkm.de/ratgeber/freiheitsentziehende-massnahmen-bei-kindern-in-einrichtungen/ [19.02.2022]

8 Literaturverzeichnis

LAVABIS. SiNpress Handhabung der Pflegedecke: https://www.sinpress.de/de/pflegedecke/handhabung-pflegedecke [19.02.20222]

Ministerium des Innern des Landes Nordrhein-Westfalen. Geltende Gesetze und Verordnungen. PsychKG: https://recht.nrw.de/lmi/owa/br_text_anzeigen?v_id=10000000000000000086 [19.02.2022]

Niehues-Pröpsting, A.,. Juristischer Leitfaden für Verfahrenspfleger im Verfahren zur Genehmigung freiheitsentziehender Maßnahmen gem. § 1906 BGB (2011): http://www.Leitlinie FEM.de/download/WW_Juristische_Schulung_fuer_Verfahrenspfleger.pdf [19.02.2022]

SEGUFIX Bandagen. Das SEGUFIX-System. Gebrauchsanweisungen: https://www.segufix.com/instructions.php [19.02.2022]

Rehashop.de. Produktinformationen »Pflegebett Regia«: https://rehashop.de/pflege/pflegebetten/burmeier-pflegebett-regia#7f26c90b46aed6ed686f67cfce455fce [19.02.2022]

Universität Witten-Herdecke. Stellungnahme zu BfArM (Fixierungssysteme): https://web.archive.org/web/20071217091208/http://wga.dmz.uni-wh.de/pflege/html/default/afrr-5yue8n.de.html [19.02.2022]

Werdenfelser Weg GbR (Hrsg.) (2022): Website »Werdenfelser Weg – Das Original. https://www.werdenfelser-weg-original.de/ [19.02.2022]]

Wienböcker, L., KKC – Krankenhaus-Kommunikations-Centrum e.V.: Vorkommnismeldungen-MPSV: https://kkc-portal.de/2021/03/18/vorkommnismeldungen-mpsv-geht-mpamiv-kommt-teil-1/ [19.02.2022]

Wissner-Bosserhoff: Sturzprophylaxe-Matte: http://www.wi-bo.com/de/Pflegeheim/Betten/Zubehoer/Universalzubehoer/fall-prophylaxis-mat-grey [19.02.2022]

Alle Angaben und Gesetzestexte ohne Gewähr
(Änderungen und Irrtümer vorbehalten). *[d. Verf.]*

9 Stichwortverzeichnis

A

Abhängigkeitsverhältnis 99
Ablehnung 17
Abschließen 56
Akut-Fixierung 83
Akut-Fixierung-Fuß 83
Akutsituationen 34
Alkoholkrankheit 18
Allgemeinzustand 58
Alternativen 29, 93
Angehörige 18, 45
Angst 59
Anordnung 26, 27
Anti-Rutsch-Auflage 76, 77
Aromatherapie 45
Arzneimittel 11
Aspiration 37
Aspirationsgefahr 61
Assoziation 59
Aufenthaltsbestimmung 22
Aufenthaltsort 56
Auffangmatratze 52
Aufgabenbereich 19, 21
Aufgabenkreis 22
Aufgabenkreise 99
Aufgabenkreises 100
Aufsichtsbehörde 90
Automatismus 83

B

Balance 49
Bauchfixiergurt 67
Bauchgurt 31
Beaufsichtigung 33, 89
Beckengurt 76
Behandlung 102
Behinderung 12
Beratungskompetenz 46
Beschwerde 108
betreuende Pflege 52
Betreuer 18, 21, 29, 100, 107
Betreuung 17, 21

Betreuungsgericht 14, 18, 23, 28, 100
Betreuungsgerichts 27
Bettenmodell 58
Bettentyp 69
Bettgitterpolsterung 59
Bettrahmen 86
Bettseitenteil 38, 57, 59, 66
Bettseitenteile 10, 26, 38
Bettseitenteilschutzbezug 61
Bewegungsfreiheit 31, 33, 44, 46, 47, 63, 73
Bewegungsmelder 43
Bewegungsradius 62
Bewusstseinsverlust 48
BfArM 37–41, 54
BGB 9, 18, 21, 25
biografie-orientierte Pflege 45
Blickkontakt 82
Bloßstellung 33
Blutzirkulation 87
Bodenlagerung 52

D

Deeskalationsmaßnahmen 60
Dehydrierungsgefahr 34
Dekoration 82
Dekubitus 32
Dekubitusgefahr 34
Demenz 18
Demütigung 33
Depression 48
Desorientiertheit 82
Desorientierungsgefahr 34
Diagonale Drei-Punkt-Fixierung 62
Dienstweg 30
Dokumentation 31, 94
Dokumentationspflicht 92
Drehmagnetschlüssel 69
Drehschloss 64
Drehung 49
Drei-Punkt-Fixierung
– diagonale 61

E

Eigengefährdung 51, 93, 94
Eigenverantwortung 26
Einklemmstelle 59
Einklemmung 58
Ein-Punkt-Fixierung 62
Einsichtsfähigkeit 17
Einstanzungen 69
Eins-zu-eins-Betreuung 90
Eins-zu-Eins-Betreuung 34, 90
Einwilligung 12, 16, 17, 19, 26, 30, 57
Einwilligungsvorbehalt 17, 100, 101
Einzelzimmer 93
Entspannung 52
Eskalation 32, 61
Essen 52
Ethik 35
Ethik-Komitee 36
Evidenzbasierte Praxisleitlinie 45
Expertenstandard 46
– Sturzprophylaxe in der Pflege 46
Extremität 83
Extremitäten 27

F

Familiengericht 25
Fernmeldeverkehr 22
Fersendekubitus 83
Fersenkontrollgriff 84
Fixierdecke 10, 54
Fixierung
– humane 33
– mittels Handverlängerung 83
Fixierungsprotokoll 31, 61
Fixierungsverbot 62
Freiheitsberaubung 62
Freiheitseinschränkung 32
Freiheitsentziehung 95
Freiheitsgrundrecht 27
Freiwillige Gerichtsbarkeit 23
Freiwilligkeitserklärung 23
Fremdaggressionen 63
Fremdgefährdung 13, 23, 26, 51, 94
Fünf-Punkt-Fixierung 61, 63
Funktionsüberprüfung 64, 66
Fürsorge 97
Fürsorgepflichtiger 97
Fußhalterung 73, 87

G

Gangkontinuität 50

Gefahr im Verzug 26
Gefahr in Verzug 30
Gehprobe 50
Genehmigung 11, 12, 17, 26, 29, 43, 60, 70, 90
Geschäftsfähigkeit 17, 19
Geschäftsunfähig 17
Gesundheitsfürsorge 14, 20
Gesundheitsvorsorge 22
Gesundheitszustand 16
Gleichgewicht 49
Gleichgewichtstraining 51
Grundgesetz 9, 95
Grundrechte 24
Gutachten 108

H

Haltegriffe 51
Haltehilfe 76
Handhalterung 33, 67, 70, 71, 83
Harnblasenverweilkatheter 87
Heilbehandlung 12
Herausfallen 41
herausfordernde Verhaltensweisen 32
Herausrutschen 61
Herzschrittmacher 61
Hilfsmittel 46
Hindurchrutsch-Schutz 77
Hochstuhl 25
Hosenträgergurt 78, 81, 82

I

Immobilisation 90
Information 46
Infusion 9
Infusionstherapie 16
Inkontinenzhose 67
Intimsphäre 93
Intranüle 13, 62
Isolationsgefahr 34
Isolierung 93

J

Jugendgericht 25

K

Klettverschluss 71, 78, 80

Klettverschlüsse 67
kognitive Stimulation 45
Kontakt zu Tieren 45
Kontinenzprobleme 48
Kontrakturen 32
Kontrakturgefahr 34
Kopffixierung 63
Körperverletzung 96
Korsakow-Syndrom 18

L

Laufstall 25
Leibgurt 78
Leitlinie 46

M

Magnetschloss 60
Magnetschlüssel 60, 68
Manie 18
Medikamente 11, 28, 101
Medizinprodukterecht 40, 41
Mehrpunktfixierung 63
Menschenbild 35
Metallschlaufe 70
Metallschnalle 71
Metallsockel 80
Minderbegabung 18
Misshandlung 96
Misstrauen 35
Motilitätstest 49

N

Niederflurbetten 43
Nothilfe 12, 13
Nötigung 11, 97
Notrufsystem 56
Notstand 12, 13, 26, 27, 30, 96
Notwehr 12, 13, 26, 27, 96, 98

O

Oberschenkel-Akut-Fixierung 87
Obhut 97
Obstipationsgefahr 34

Ösengurt 85, 86

P

Patientenverfügung 103
Personenortungsanlage 11
person-zentrierte Pflege 45
Pflegeanamnese 31
Pflegeproblem 34
Pflegeprozess 34
Pflegeprozesses 15
Pflegequalitätsstandard 92
Pflegeteam 31, 35
Pflegeverständnis 90
Pflegevisite 90
Pflegeziel 34, 89
Pneumonie 32
Pneumoniegefahr 34
Pneumonieprophylaxe 69
Polypharmazie 48
PsychKG 9, 11, 12, 19, 22–24, 30, 89, 102
Punktfixierung 62

Q

Qualitätssicherung 89

R

Rationalisierung 36
Rechtfertigung 13, 93
Rechtfertigungsgrund 11, 62
Rechtfertigungsgründe 12, 16, 27
Rechtshilfe 108
Reflexion 94
Regressansprüche 52
Reibungskräfte 32
Remonstrationspflicht 28
Ressourcenverlust 32
Richtervorbehalt 16, 27, 30, 44, 95
Richterzustimmung 90
Risikoerfassung 46
Rückenlehne 46
Rückenlehnengurt 78, 81, 82
Rückhaltegurt 37, 41
Rückhaltegurte 75
Rückhaltevorrichtung 40, 69
Rückhaltevorrichtungen 39, 40
Rufanlage 32, 56
Ruhigstellung 33
Rumpfstabilität 50

S

Sachlichkeit 35
Schadensersatz 98
Scherengitter 69
Scherkräfte 84
Schizophrenie 18
Schlaf 17
Schlaganfallpatient 77
Schloss-System 63
Schmerzensgeldanspruch 9
Schrittbreite 50
Schrittsymmetrie 50
Schulterhalterung 68, 75
Schulter-Zusatzhalterung 61
Scores 49
Sedativa 60
Sehbehinderungen 48
Sehhilfe 51
Seitenbefestigung 37, 41, 61, 69
Seitenlage 40
Seitenlagerung 69, 71
Seitwärtsverlagerung 38
Selbstbestimmung 36, 44, 47, 103
Selbstbestimmungsrecht 13
Selbstgefährdung 14, 23
Selbstwertgefühl 32
Sicherheitsgründe 57
Sicherheitspflicht 14
Sicherungsmaßnahme 105
Sieben-Punkt-Fixierung 63
Sitzbereitschaft 27, 34, 52, 89, 90, 93
Sitzfläche 80
Sitzgurt 82, 83
Snozelen 45
sozialer Rückzug 33
Spaziergänge 52
Sport 52
Steckschloss 65
Stehsicherheit 49
StGB 10
Stimulation 46
Strafgesetzbuch 96
Straftat 95
Straftatbestand 11, 26
Strangulation 58
Strangulationsgefahr 26, 55, 60, 66, 67
Sturz 48
Sturzangst 48
Sturz-Assessment 49
Sturzdokumentation 52
Sturzgefahr 16, 49
Sturzhistorie 44
Sturzprävention 48
Sturzprophylaxe 44
Sturzrisiken 48

Sturzrisiko 47, 89
Suchtpotenzial 29
Suizidgefahr 24

T

Taktgefühl 36
Tatbestand 10, 59
telefonische Anordnung 28
Therapieplatte 28, 56
Therapietisch 11, 18
Thoraxbereich 37
Thrombo-Emboliegefahr 34
Thrombosen 32
Trachealbereich 69
Trickschlösser 10
Trinken 52

U

Übersteiggefahr 49
Ultima Ratio 15, 27, 34, 89
Umgebungsanpassung 51
Unruhezustände 29
Unruhezuständen 17
Unterbringung 10, 12, 19, 21, 23, 24, 27, 30, 57, 99, 101–103, 106, 108
Unterstützung 46
Unversehrtheit 95
Unzufriedenheit 35

V

Validation 45
Verantwortungsfähigkeit 35
Verdrehung 58
Verfahrensbeistand 25
Verfahrenspfleger 43, 44, 102, 106
Verfügung 31
Verhältnismäßigkeit 15, 33, 56
Verlängerungsgurt 71
Vermögensvorsorge 22
Verwaltungsvollstreckungsgesetze 24
Videoüberwachung 90
Vierkantsockel 65
Vier-Punkt-Fixierung 62
Vitalzeichen 93, 94
Vollmacht 19–21
Vollzugsdienstkräfte 25
Vormundschaft 23, 99
Vorsorgevollmacht 19
Vorstecktisch 56

W

Waschmittel 67
Wegabweichung 50
Werdenfelser Weg 43
Willensbestimmung 18
Willenserklärung 100
Willenserklärungen 18
Wohlbefinden 35
Wohnkonzepte 45
Würde 36, 93–95

Z

Zeitintervall 89
Zusammenarbeit 93
Zusatzhalterung 75
Zwangsbehandlung 103
Zwangsjacke 32
Zwangsmaßnahme 104
Zwangsmaßnahmen 24, 31
Zwei-Punkt-Fixierung 62